心臓
カテーテル

心カテ
現場用語集
WEB
ダウンロード付き

看護、\ちゃんと/
教えます。

新人にわかる言葉・イラスト・写真で解説！

編集　榊原記念病院副院長兼主任看護部長　榊原記念病院循環器内科主任部長
池亀俊美　　　　　　　　　七里 守

MC メディカ出版

推薦の言葉

　目覚ましい診療手段の進歩の中で、心臓病の診療は心臓カテーテル室が中心となったといって過言ではありません。今やカテーテルを用いた診断・治療は虚血性心疾患だけでなく、不整脈、弁膜症、先天性心疾患、特発性心筋症、末梢血管疾患などあらゆる心臓血管疾患に及んでいます。基本的に侵襲性が低いことから高齢者やさまざまな合併症をもつ患者さんにも適応が広がる一方です。診療にあたって求められるのは安全性の担保と多様な患者さんへの個別の配慮です。その中で医療従事者にとって必要なことは、正確な知識、手技の習熟、多職種間でのチームプレー、患者さんに寄り添う対応などでしょう。施術する医師からも患者さんからも多様な質問を受けるのが看護師です。看護師は多職種の間をつないで情報共有を行い、患者さんの状態を正確に把握し、患者さんの気持ちを忖度し、カテーテル診療チームの中心となります。外来・術前・術中・術後・退院指導などカテーテル診療のすべてにかかわる職種でもあります。状況に応じてさまざまな患者支援、診療支援をすることが求められます。その中で必要なのは最新の治療について正しい知識を持ち、患者さんからの質問も医師や技術者への対応も適切にこなせる能力です。

　本書は循環器専門の榊原記念病院で、日々カテーテル診療に携わっている医師、看護師が中心となってまとめた心臓カテーテル看護の解説書です。新人や異動後の看護師を主な対象としてわかりやすくまとめられたものですが、ベテランの方にも最新の知識の整理に十分ご利用いただけると思います。またカテ室勤務だけでなく、病棟・外来でカテーテル診療を受ける患者さんの看護に携わる看護師の皆さんにもご活用いただけるような内容となっています。

　本書をご利用いただくことで、患者さんが満足のいくカテーテル診療を受けられるための看護の一助となればこれにすぐる喜びはありません。

2020 年 12 月吉日

榊原記念病院院長

磯部光章

はじめに

　心臓病の診断・治療の中心はカテーテルといっても過言ではありません。循環器病棟にいる患者さんだけでなく、心臓病をかかえながら、がんやそのほかの病気を患っている方も少なくなく、ますますそのニーズは高まると思われます。特に急性期病院で勤務する看護師にとって、心臓カテーテルについて正しい知識をもつことは、自信をもって日々の看護にあたるために大切なことです。患者さん、医療従事者の双方にとって、より良いアウトカムの保証につながります。

　本書は、おもに循環器病棟に勤務する新人看護師、循環器病棟に異動後間もない看護師を対象に、心臓カテーテルの基本の「き」が、短時間で、すーっと頭に入ってくることを目的に、イラストと写真をふんだんに使って構成された心臓カテーテル看護の手引書です。知りたい情報・知識に、簡単にたどりつく目次構成となっています。

　昨今の医療は、電子カルテやクリティカルパスの普及、医療安全や病院が第3者評価を受ける観点から、医療・看護の標準化、定型化が進み、その質が担保され、安心、安全な医療・看護が提供されています。一方、心臓カテーテル検査・治療を受ける患者さんにとっては、その体験は一生に一度といってもいいほど、人生の中で重大なイベントです。そのような背景があるからこそ、画一的になりがちな治療・看護ではなく、一人一人の患者さんの病態、心理・社会的側面に配慮した、寄り添える心臓カテーテル治療・看護の提供が必要です。本書には、循環器専門病院の第一線で活躍する医師、看護師だからこそ、伝えられるエッセンスを盛り込んでいます。チーム榊原によってつくられた本書が、多忙な日々を送る看護師のみなさんの日々の看護の一助となることを祈念しております。

2020 年 12 月吉日

榊原記念病院副院長兼主任看護部長
池亀俊美

● CONTENTS

1章 これだけは知っておきたい心臓の働きとしくみ　1

2章 心臓カテーテルってどんなことをするの？どんな疾患が対象？　9

3章 心臓カテーテルを受けるにはどんな検査が必要？　29

4章 心臓カテーテル看護はこうする！　47

COLUMN

「心カテ現場用語集」のダウンロード方法

「心カテ現場用語集」を弊社webサイトからダウンロードすることができます。実際に現場で使われている略語を使用例とともに紹介しています。プリントアウトしてご活用ください。

① メディカ出版ホームページにアクセスしてください。

   https://www.medica.co.jp/

② ログインします。

   ※メディカパスポートを取得されていない方は、
   「はじめての方へ / 新規登録」（登録無料）からお進みください。

③ 『心臓カテーテル看護、ちゃんと教えます。』の紹介ページ

   (https://www.medica.co.jp/catalog/book/8383) を開き、

   「心カテ現場用語集のダウンロードはこちら」をクリックします

   （URLを入力していただくか、キーワード検索で商品名を検索し、本書紹介ページを開いてください）。

④ 「ファイルライブラリ」ページに移動します。

   「ロック解除キー入力」ボタンを押すと、ロック解除キーの入力画面が出ます。

   （ロック解除キーボタンはログイン時のみ表示されます）。

   入力画面にロック解除キーを入力して、送信ボタンを押してください。

ロック解除キー　　shinkate2021

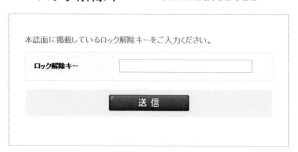

⑤ 「ロック解除キー入力」ボタンが「ダウンロード」に更新され、

   ダウンロードが可能になります。

＊なお、WEBサイトのロック解除キーは本書発行日（最新のもの）より3年間有効です。
　有効期間終了後、本サービスは読者に通知なく休止もしくは終了する場合があります。
＊メディカパスポートID・パスワードの、第三者への譲渡、売買、承継、貸与、開示、漏洩にはご注意ください。
＊データやロック解除キーの第三者への再配布、商用利用はできません。
＊雑誌や書籍、その他の媒体および学術論文に転載をご希望の場合は、当社まで別途お問い合わせください。
＊ダウンロードした資料をもとに作成・アレンジされた個々の制作物の正確性・内容につきましては、当社は一切
　責任を負いません。

第**1**章

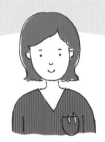

これだけは
知っておきたい
心臓の働きとしくみ

● 心臓のつくりと働き

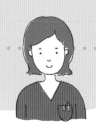

●心臓の働きを考えると、右心系と左心系に分けられます。
●心臓の最も大事な仕事は全身へ血液を送ることなので、とりわけ左心室の働きが重要です。

▌心臓の4つの部屋と心臓につながる血管

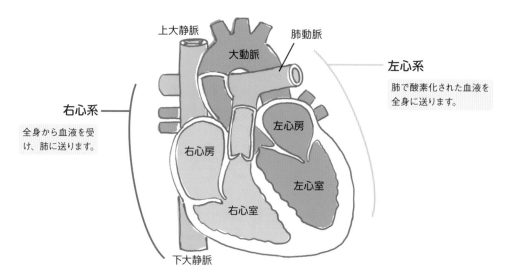

上大静脈

肺動脈

大動脈

左心系
肺で酸素化された血液を全身に送ります。

右心系
全身から血液を受け、肺に送ります。

左心房

右心房

左心室

右心室

下大静脈

▌全身の循環

血液は左心室から出て全身へ流れていき、
右心房に戻ってきます。

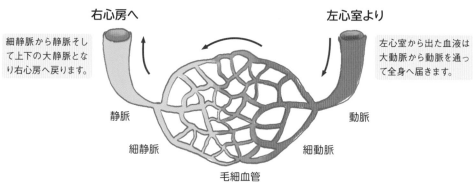

右心房へ

左心室より

細静脈から静脈そして上下の大静脈となり右心房へ戻ります。

左心室から出た血液は大動脈から動脈を通って全身へ届きます。

静脈

動脈

細静脈

細動脈

毛細血管

それぞれの動脈は細動脈から毛細血管となり、組織へ酸素と栄養を配ります。

（七里 守）

● 冠動脈の解剖

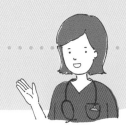

心外膜

●冠動脈は大動脈から分岐して、心臓の外側を走行しています。
●冠動脈は心臓の内側へ向かって分岐し、心筋全体に血液を送っています。

心内膜

■ 心臓と冠動脈

大動脈から2本の冠動脈が出ていて、そこからさらに枝分かれしています。
おもに①右冠動脈、②左前下行枝、③左回旋枝の3本に分けて考えます。

心臓の大部分に血液を送っているので、ここが詰まったら大変です。

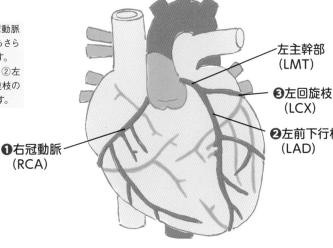

左主幹部（LMT）

❸左回旋枝（LCX）

❷左前下行枝（LAD）　　最も大きな血管

❶右冠動脈（RCA）

■ 冠動脈の名称とセグメント

冠動脈のそれぞれの場所に名前と番号（AHA分類）が割り振られているよ。
#5と「#」を付けて書いたり、5番と呼んだりするよ。

右冠動脈と左回旋枝の枝は個人差が大きいので、注意が必要です。

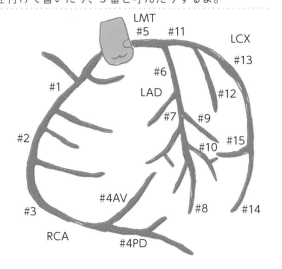

LMT
#5　#11　LCX
#13
#6
#1　LAD　#12
#7　#9
#2　#10　#15
#4AV　#8　#14
#3
RCA
#4PD

分類されているセグメントのほとんどは左心室の周りを走っています。

（七里　守）

3

● 弁のつくりと働き

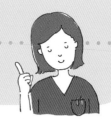

- ●心臓の中には4カ所に弁があります。
- ●心臓が拡張したり収縮したりするのに合わせて、閉じたり開いたりして逆流をふせぎ、血液がうまく流れるようにしています。

■ 弁の場所と働き

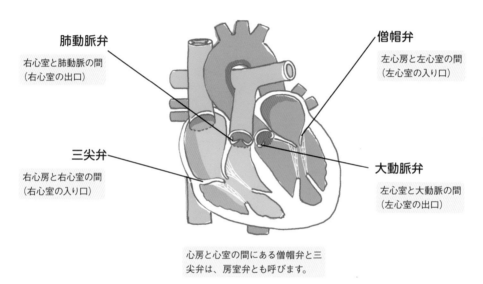

肺動脈弁
右心室と肺動脈の間
（右心室の出口）

僧帽弁
左心房と左心室の間
（左心室の入り口）

三尖弁
右心房と右心室の間
（右心室の入り口）

大動脈弁
左心室と大動脈の間
（左心室の出口）

心房と心室の間にある僧帽弁と三尖弁は、房室弁とも呼びます。

■ 弁のつくり

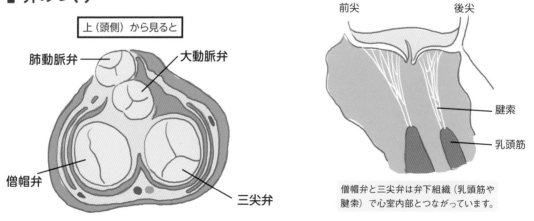

上（頭側）から見ると

肺動脈弁 ── 大動脈弁

僧帽弁 三尖弁

前尖 後尖

腱索

乳頭筋

僧帽弁と三尖弁は弁下組織（乳頭筋や腱索）で心室内部とつながっています。

大動脈弁、肺動脈弁、三尖弁は3つの弁尖から、
僧帽弁は2つの弁尖からできているよ。

（七里 守）

心臓カテーテル検査・治療にかかわる血管

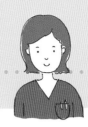

●心臓カテーテルのために使われる（穿刺を行う）血管には橈骨動脈、上腕動脈、大腿動脈と頚静脈、鎖骨下静脈、大腿静脈、大伏在静脈があります。

●いずれの血管も圧迫止血が可能な体表近くにあります。

▌心臓カテーテルで使うまたは治療するおもな全身の血管

【穿刺を行う血管】

【治療を行う血管】

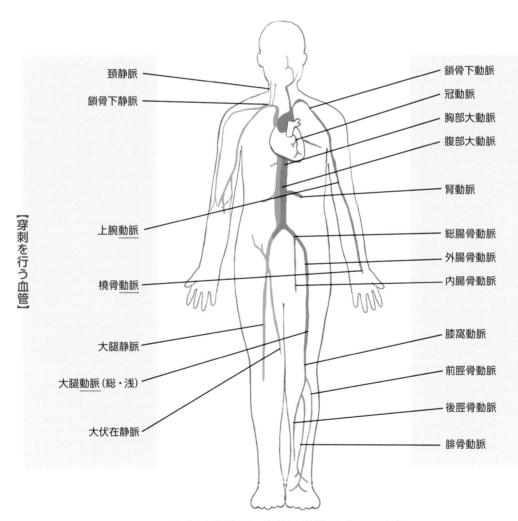

頚静脈
鎖骨下静脈
上腕動脈
橈骨動脈
大腿静脈
大腿動脈（総・浅）
大伏在静脈

鎖骨下動脈
冠動脈
胸部大動脈
腹部大動脈
腎動脈
総腸骨動脈
外腸骨動脈
内腸骨動脈
膝窩動脈
前脛骨動脈
後脛骨動脈
腓骨動脈

*左半身は動脈のみ、右半身は静脈のみ示しています。

大静脈や腸骨静脈を治療することもあるよ。

（七里 守）

5

● 刺激伝導系

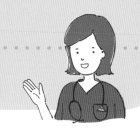

● 心臓が拍動するための興奮を伝える特殊心筋を、刺激伝導系と呼びます。

● 特殊心筋はほかの部分の心筋よりも興奮の伝わるスピードが速く、心室を効率よく収縮させることができます。

■ 刺激伝導系の興奮の伝わりかた

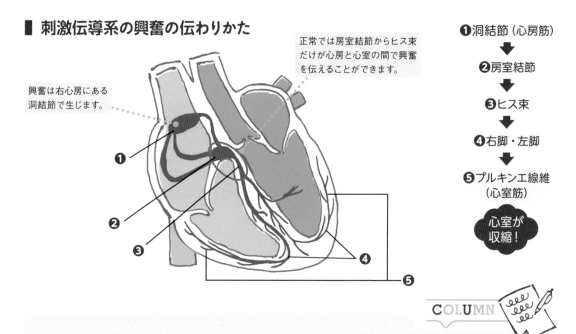

正常では房室結節からヒス束だけが心房と心室の間で興奮を伝えることができます。

興奮は右心房にある洞結節で生じます。

❶洞結節（心房筋）
　↓
❷房室結節
　↓
❸ヒス束
　↓
❹右脚・左脚
　↓
❺プルキンエ線維（心室筋）

心室が収縮！

COLUMN

心カテに関する略語を知っておこう！

略語	正式名称	日本語
AAA	abdominal aortic aneurysm	腹部大動脈瘤
ABI	ankle/brachial index	足関節上腕血圧比
ACS	acute coronary syndrome	急性冠症候群
AF	atrial fibrillation	心房細動
AFL	atrial flutter	心房粗動
AHA	American Heart Association	アメリカ心臓協会
AP	angina pectoris	狭心症
AR	aortic [valve] regurgitation	大動脈弁逆流症
ARVC	arrhythmogenic right ventricular cardiomyopathy	不整脈原(源)性(催不整脈性)右室心筋症
AS	aortic [valve] stenosis	大動脈弁狭窄症
ASD	atrial septal defect	心房中隔欠損症
ASO	arteriosclerosis obliterans	閉塞性動脈硬化症
AVB	atrioventricular block	房室ブロック
BMS	bare-metal stent	金属ステント

略語	正式名称	日本語
CABG	coronany artery bypass grafting	冠動脈バイパス術
CAD	coronary artery disease	冠動脈疾患
CAG	coronary angiography	冠動脈造影
CCS	Canadian Cardiovascular Society	カナダ心臓血管学会
CHD	congenital heart disease	先天性心疾患
CKD	chronic kidney disease	慢性腎臓病
CLI	critical limb ischemia	重症虚血肢
CO	cardiac output	心拍出量
CRT	cardiac resynchronization therapy	心臓再同期療法
CS	coronary sinus	冠静脈洞
CTO	chronic total occlusion	慢性完全閉塞病変
CTR	cardiothoracic ratio	心胸 [郭] 比（係数）
DAPT	dual antiplatelet therapy	抗血小板薬 2 剤併用療法
DCA	directional coronary atherectomy	方向性冠動脈粥腫切除術
DCB	drug-coated balloon	薬剤溶出性バルーン
DCM	dilated cardiomyopathy	拡張型心筋症
DES	drug eluting stent	薬剤溶出性ステント
DOAC	direct oral anticoaglant	直接経口抗凝固薬
DVT	deep vein thrombosis	深部静脈血栓症
ECG	electrocardiogram	心電図
EDP	end-diastolic pressure	拡張終期圧
EDV	end-diastolic volume	拡張終期容積
EF	ejection fraction	駆出分画（率）
ELCA	excimer laser coronary angioplasty	エキシマレーザー冠動脈形成術
EPS	electrophysiological study	電気生理学的検査
EVAR	endovascular aortic repair	ステントグラフト内挿術
EVT	endovascular treatment	末梢動脈疾患カテーテル治療
FFR	fractional flow reserve	冠血流予備量比
GEA	gastroepiploic artery	胃大網動脈
HCM	hypertrophic cardiomyopathy	肥大型心筋症
HIT	heparin-induced thrombocytopenia	ヘパリン起因性血小板減少症
HOCM	hypertrophic obstructive cardiomyopathy	閉塞性肥大型心筋症
IABP	intra-aortic balloon pumping	大動脈内バルーンパンピング
ICD	implantable cardioverter defibrillator	植込み型除細動器
ICM	ischemic cardiomyopathy	虚血性心筋症
ILR	implantable loop recorder	植込み型ループレコーダー
ISDN	isosorbide dinitrate	硝酸イソソルビド
ITA	internal thoracic artery	内胸動脈
IVC	inferior vena cava	下大静脈
IVUS	intravascular ultrasound	血管内超音波法
LA	left atrium	左心房
LAD	left anterior descending artery	左前下行枝
LAO	left anterior oblique	左前斜位
LCA	left coronary artery	左冠動脈
LCC	left coronary cusp	左冠尖
LCX	left circumflex artery	左回旋枝
LMT	left main coronary trunk	左主幹部
LV	left ventricle	左心室

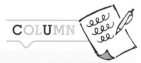

略語	正式名称	日本語
MIP	maximum intensity projection	最大値投影法
MPR	multiplanar reconstruction	多断面再構成法
MR	mitral [valve] regurgitation	僧帽弁逆流症
MS	mitral [valve] stenosis	僧帽弁狭窄症
NCC	non coronary cusp	無冠尖
NSR	normal sinus rhythm	正常洞調律
NSTEMI	non ST elevation myocardial infarction	非 ST 上昇型心筋梗塞
NSVT	nonsustained ventricular tachycardia	非持続性心室頻拍
OCT	optical coherence tomography	光干渉断層法
OMI	old myocardial infarction	陳旧性心筋梗塞
OMT	optimal medical treatment	至適薬物療法
PA	pulmonary artery	肺動脈
PAWP	pulmonary artery wedge pressure	肺動脈楔入圧
PCI	percutaneous coronary intervention	経皮的冠動脈インターベンション
PCPS	percutaneous cardiopulmonary support	経皮的心肺補助装置
PDA	patent ductus arteriosus	動脈管開存症
PFO	patent foramen ovale	卵円孔開存
PSVT	paroxysmal supraventricular tachycardia	発作性上室頻拍
PTE	pulmonary thromboembolism	肺血栓塞栓症
PTMC	percutaneous transluminal mitral commissurotomy	経皮的僧帽弁交連切開術
PTSMA	percutaneous transluminal septal myocardial ablation	経皮的中隔心筋焼灼術
QCA	quantitative coronary arteriography	定量的冠動脈造影
RA	right atrium	右心房
RAO	right anterior oblique	右前斜位
RCA	right coronary artery	右冠動脈
RCC	right coronary cusp	右冠尖
RCM	restrictive cardiomyopathy	拘束型心筋症
RMI	recent myocardial infarction	亜急性心筋梗塞
RV	right ventricle	右心室
SAM	systolic anterior motion	収縮期前方運動
SFA	superficial femoral artery	浅大腿動脈
SMI	silent myocardial ischemia	無症候性心筋虚血
SSS	sick sinus syndrome	洞不全症候群
STEMI	ST elevation myocardial infarction	ST 上昇型心筋梗塞
SVC	superior vena cava	上大静脈
SVG	saphenous vein graft	伏在静脈グラフト
SVPC	supraventricular premature contraction	上室期外収縮
TAA	thoracic aortic aneurysm	胸部大動脈瘤
TAVI	transcatheter aortic valve implantation	経カテーテル大動脈弁留置術
TFI	transfemoral intervention	経大腿動脈インターベンション
TR	tricuspid [valve] regurgitation	三尖弁逆流症
TRI	transradial intervention	経橈骨動脈インターベンション
UAP	unstable angina pectoris	不安定狭心症
UCG	ultrasonic echocardiography	超音波心エコー法
VF	ventricular fibrillation	心室細動
VPC	ventricular premature contraction	心室期外収縮
VSD	ventricular septal defect	心室中隔欠損症
VT	ventricular tachycardia	心室頻拍

（七里 守）

第2章

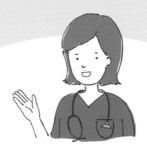

心臓カテーテルって
どんなことをするの?
どんな疾患が対象?

心臓カテーテル検査・治療とは？

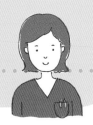

どんな検査? どんな治療?

- カテーテルと呼ばれる管を皮膚に刺して血管内に挿入し、造影剤を注入し心臓内の形をみます。 —— 形態の評価
- 心臓内の圧力や酸素飽和度、心臓内の電位を測定します。 —— 不整脈の診断
- 手首あるいは足のつけ根から挿入することが多いですが、肘、首などからも行います。 —— 血行動態の評価
- 透視装置によりカテーテルの位置を確認し、画像を得ます。 —— X線検査装置
- さまざまなカテーテルを用いて、冠動脈疾患・末梢血管疾患・不整脈・先天性心疾患・弁膜症・一部の心筋症などの治療を行います。

特に心臓の構造に異常がみられる弁膜症などに対するカテーテル治療の開発が進んできているよ。 —— 構造的心疾患

▋ 検査の準備で確認すること

検査目的	（本章各疾患解説参照）
リスク	造影剤のアレルギー歴・貧血・腎機能低下の有無
穿刺部位	鼠径部? 頚部? 手首? 肘?
点滴ルート	・できるだけ太いルートが望ましい ・カテーテル穿刺部位と離す
膀胱留置カテーテルなどの有無	鼠経部から検査する場合、術後トイレにいくことができない

▋ 術後の処置で確認すること

胸痛や背部痛	血管損傷があるか?
心電図変化	術前と変わりないか?
血圧と脈拍	出血や迷走神経反射（ワゴトニー）で血圧低下がおきる
穿刺部	出血・血腫の有無、動静脈瘻
脳梗塞	意識状態・麻痺など

● 患者さんへの説明・ケアのポイント

- ◆ 平易な言葉を用いた説明を心がけます。 —— カテーテルをチューブと言い換えるなど
- ◆ 侵襲的検査・治療であり、患者さんの緊張をほぐす配慮も必要です。
- ◆ 医師の説明で不明点があると不安が残ることがあるため、医師からの説明が終わったあとに声をかけ、わからないことがないか聞いてみましょう。 —— 局所麻酔を使うことや、検査時間を伝えるなど
- ◆ スムーズに検査が行えるように、事前に検査のスケジュールを説明したり、あらかじめトイレを済ませるように促したりしておく必要があります。

● 合併症と観察ポイント

◆ 穿刺部の観察を行い、血管損傷、感染、出血の有無を確認します。

◆ 新たに胸部症状、呼吸苦、神経学的所見が現れた場合は、心血管を含む血管損傷、脳梗塞、アナフィラキシーなどの大きな合併症が起こっている可能性があります。

◆ 迷走神経反射から一過性に血圧が低下した場合は、下肢挙上、疼痛コントロール、補液、硫酸アトロピン静脈注射などの処置をすみやかに行います。

> 医師に相談！
>
> 失血による血圧低下や心タンポナーデの可能性を考えましょう。

■ おもな合併症

低血圧	・検査のストレスなどにより、血管迷走神経反射が起きることがある。 ・血圧低下とともに心拍数の低下がみられ、嘔気・嘔吐が出現する。 ・硫酸アトロピンの投与ですみやかに改善する（迷走神経反射の場合）。 ・検査後にみられることが多く、病棟に帰室した際にもみられるため注意しよう。 ・出血や心タンポナーデでも血圧が下がるが、その場合は血圧の低下に加え一般的に心拍数が増加する。
血管損傷	・刺入部やカテーテルの通過した血管に損傷が起きる。 ・刺入部の止血が不十分な場合、皮下出血を起こし仮性動脈瘤が起きることがある。
脳梗塞	・異物を入れることによる血栓形成、体外からカテーテルを経由し空気が血管内に混入した場合にみられる。
造影剤腎症	・腎機能が低下している患者さんに造影剤を用いると、術後尿量の低下がみられる。 ・術前からの補液で予防する。
造影剤アレルギー	・検査中に皮膚掻痒感を伴う全身の発疹がみられる。 ・呼吸困難を生じることがある。 ・ステロイドや抗ヒスタミン薬で対応する。 ・まれに検査後 2〜3 日後に出現することがあるので患者さんに伝えよう。
感染	・検査後発熱が出現する場合に疑う。 ・穿刺部の感染が多いため、発熱した場合は穿刺部に発赤や熱感がないかよく確認しよう。
不整脈	・カテーテルが心臓を刺激することで起きることがある。 ・もともと左脚ブロックがあると、右心カテーテルにより右脚ブロックが起こり、完全房室ブロックになることがある。 ・通常は一過性のことが多くあとで改善するが、一時的ペースメーカが必要な場合がある。

合併症は、検査・治療中だけでなく、術後に起こるものもあるんだ。

7 章でくわしく解説するよ。

 ギモン解決！

Q. カテーテル検査後の皮下出血など、報告・申し送りしにくいものはどのように評価したらいい？

A. マーキング、腕の周囲の長さを図るなど、客観的な評価を行い、その後のフォローの際に増悪／改善しているかを言葉で伝えられるようにしておくことが重要です。

（髙見澤格／佐地真育）

● 冠動脈疾患

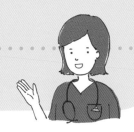

狭心症

どんな疾患?

- ●心臓は冠動脈からエネルギーとなる酸素を供給されています。
- ●冠動脈が狭くなり、酸素の供給が滞ることで胸痛や息切れなどの症状が出る病気を狭心症といいます。

······ 全身に血液を送る

▌ 狭心症の病態

●狭心症は冠動脈の狭窄により起きる病気ですが、その原因は大きく2つに分けられます。

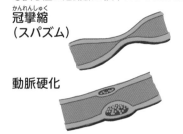

冠攣縮
（かんれんしゅく）
（スパズム）

動脈硬化

冠動脈が一時的にけいれんして縮こまる

血管内にコレステロールを中心としたプラーク（粥腫[じゅくしゅ]）がたまる

→ 血管が狭くなり血液が十分に流れず心筋の酸素が不足する

● 狭心症の検査と診断

- ◆ホルター心電図や運動負荷心電図：診断を明らかにするために行います。
- ◆冠動脈 CT 検査：冠動脈の状態を詳細に評価するために行います。
- ◆心臓核医学検査：心筋虚血の有無を評価するため行います。
- ◆心臓カテーテル検査：以上のような検査で異常が認められ狭心症が疑われた場合に、確定診断と治療方針を検討するために行います。

発作時は心電図変化が認められますが、非発作時には明らかではありません。

● 狭心症の治療

- ◆薬物治療、カテーテル治療と冠動脈バイパス手術があります。
- ◆患者さんの背景はもちろんですが、冠動脈病変の状態や合併する弁膜症の有無などによってそれぞれの治療方針を決めていきます。

年齢や併存疾患、フレイルの有無など

なぜ? なに? ギモン解決！

Q. "スパズム" ってなに？

A. 冠攣縮は冠動脈のけいれんが原因で胸痛発作が起きる病気で、英語で vasospastic angina といいます。けいれんのことを spasm というので、よく循環器病棟では冠攣縮性狭心症のことを " スパズム " と呼んでいます。夜間から明け方などの安静時に多く症状が出ること、ニトログリセリン製剤が著効するなどの特徴があります。労作性狭心症ではβ（ベータ）遮断薬で症状が改善しますが、冠攣縮性狭心症では冠攣縮を悪化させ症状も悪くなることがあり、使用に注意が必要です。

▌急性冠症候群

どんな疾患?

● 不安定狭心症と急性心筋梗塞は、どちらも冠動脈内のプラークが破れ血栓が形成されて起きる病気であり、それに続いて起きる心臓突然死をふくめて急性冠症候群と呼びます。

acute coronary syndrome：ACS

▌急性冠症候群の病態

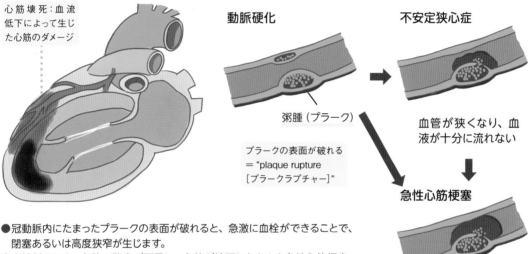

心筋壊死：血流低下によって生じた心筋のダメージ

動脈硬化

不安定狭心症

粥腫（プラーク）

プラークの表面が破れる = "plaque rupture［プラークラプチャー］"

血管が狭くなり、血液が十分に流れない

急性心筋梗塞

血管が閉塞し、血液が流れず心筋が壊死

● 冠動脈内にたまったプラークの表面が破れると、急激に血栓ができることで、閉塞あるいは高度狭窄が生じます。
● 血流低下により心筋の酸素が不足し、心筋が壊死したものを急性心筋梗塞、その一歩手前の状態で心筋が壊死していないものを不安定狭心症と呼びます。
● 軽い症状が先行することもありますが、多くの急性冠症候群は普段症状が出ないような中等度程度のプラークから生じるため、突然強い症状が出現する患者さんも多い病気です。

● 急性冠症候群の検査と治療

◆ できるだけ早く入院してもらい、血液検査や心電図検査、心エコー検査などを行います。
◆ ST上昇型急性心筋梗塞：一刻も早くカテーテル治療を行い、閉塞した血管を再開通させることが重要です。
◆ 不安定狭心症：安静時に症状を自覚している場合は心筋梗塞に移行する危険性が高いため、できるだけで早くカテーテル治療を行うことが望ましいです。

【心筋逸脱酵素のトロポニン値】上昇→心筋壊死あり→心筋梗塞、上昇なし→心筋壊死なし→不安定狭心症

病変の状態によっては冠動脈バイパス手術が必要

狭心症と心筋梗塞の違いは、心筋壊死の有無だよ。
心筋壊死が起きた：心筋梗塞、起きていない：狭心症。

（萩谷健一）

● 弁膜症

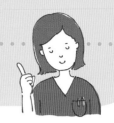

どんな疾患？

先天性

- 心臓の中には4カ所に一方通行弁があり、血液の逆流を防いでいます。
- 生まれつきの原因やその後の原因のために弁がうまく働かないことがあります。
- 弁機能不全によりいろいろな症状が出る状態を弁膜症といいます。

弁機能不全　　後天性

どんな病態？

狭窄症

- どの場所の弁が、どのタイプの機能不全をおこすかで、病態が変わります。
- 弁が硬く、厚くなり、開放が妨げられる場合と、弁の閉じ具合が悪くなる場合があります。

閉鎖不全（逆流症）

大動脈弁狭窄症が一番多く、2番目は僧帽弁閉鎖不全症。
三尖弁閉鎖不全症も注目されているよ。

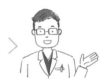

■ おもな弁膜症の種類

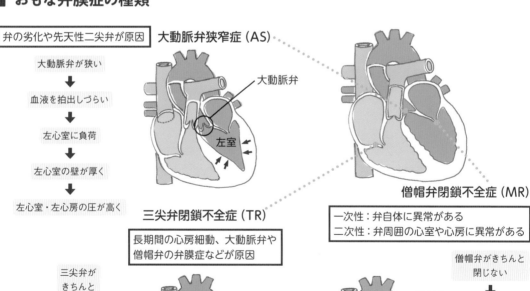

| 弁の劣化や先天性二尖弁が原因 | **大動脈弁狭窄症（AS）** |

大動脈弁が狭い
↓
血液を拍出しづらい
↓
左心室に負荷
↓
左心室の壁が厚く
↓
左心室・左心房の圧が高く

大動脈弁

左室

三尖弁閉鎖不全症（TR）

僧帽弁閉鎖不全症（MR）

一次性：弁自体に異常がある
二次性：弁周囲の心室や心房に異常がある

長期間の心房細動、大動脈弁や僧帽弁の弁膜症などが原因

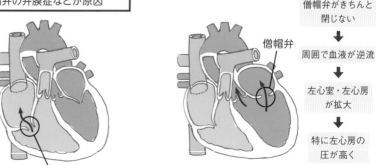

三尖弁がきちんと閉じない
↓
周囲で血液が逆流
↓
右心室・右心房が拡大
↓
左心室を圧排

三尖弁

僧帽弁がきちんと閉じない
↓
周囲で血液が逆流
↓
左心室・左心房が拡大
↓
特に左心房の圧が高く

僧帽弁

● 弁膜症の症状

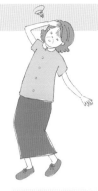

◆いずれの弁膜症も進行した場合には心不全を発症します。

【大動脈弁狭窄症（AS）】

◆労作時の息切れで始まることが多く、胸痛を訴えたり、失神したりする場合もあります。さらに進むと、心機能の低下や急性肺水腫、そして突然死を起こすこともあります。

【僧帽弁閉鎖不全症（MR）】

◆初発症状は労作時息切れが多いですが、心房細動を合併しそれによる動悸や息切れ、めまいなどを訴える場合もあります。

【三尖弁閉鎖不全症（TR）】

◆体うっ血をきたすことが多く、進行すると心拍出量が低下し息切れを訴えることがあります。

心臓が十分に血液を受け入れることができなくて全身に血液がたまる：下肢浮腫、肝うっ血、腸管うっ血、胸水など

2章　心臓カテーテルってどんなことをするの？どんな疾患が対象？

● 弁膜症の検査

◆弁膜症が進行すると腎機能（eGFR、Cre）が悪化し、BNP（NT-proBNP）値が上昇します。

◆心エコーで弁膜症の原因や重症度を評価します。

◆手術前には原則として心臓カテーテル検査を行います。

心臓や腎臓が悪くなると分泌が増えるホルモン

5章

 ギモン解決！

Q.　弁膜症の手術をするかどうかはカテーテル検査で決めるの？

A.　手術の判断を最も左右するのは心エコーの所見です。心臓カテーテル検査の所見はそれを補うものです。それぞれの検査所見の意味を知っておく必要があります。

● 弁膜症の治療

6章

┌ カテーテル治療
└ 外科手術 ┬ 弁を修復する弁形成術
　　　　　 └ 外科人工弁に置き換える弁置換術

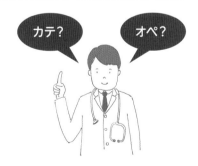

カテ？　オペ？

 ギモン解決！

Q.　弁膜症は手術で治せるなら早くに手術したほうがいいの？

A.　人工弁には弁血栓や経時的劣化の問題が、弁形成術も耐久性の問題があります。手術の後に、人工弁や修復した弁が感染することがあります。そのため、適切な手術の時期を見極めることが大切です。

（樋口亮介）

● 不整脈

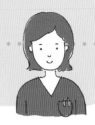

徐脈性不整脈

> どんな疾患？

● 心拍数 50bpm 以下の不整脈を、徐脈性不整脈といいます。

徐脈性不整脈の症状

眼前暗黒感、めまい、失神

● 不整脈による心停止で一時的に脳血流が低下して起こる症状

労作時息切れ、易疲労感

● 生理的に必要な心拍数が慢性的に得られないことによる症状

脳血流低下による症状が現れることを、発見者の二人の名前からアダムス・ストークス発作ともいうよ。

● 徐脈性不整脈の検査と診断

◆ 12 誘導心電図：正確な心拍数の確認、心房波（P 波）の有無とその波形、QRS 波形や QRS 幅の確認、PQ 間隔とその変化などを確認します。

> 過去の心電図との比較も重要！

◆ 胸部 X 線：心胸比や胸水貯留、肺うっ血の有無など心不全の状態を確認します。

◆ ホルター心電図：12 誘導心電図で確認できない発作性不整脈をとらえます。徐脈と症状の因果関係を確認します。ペースメーカ適応を判断するうえで参考になるので、総心拍数と最大 RR は特に注目します。

> 総心拍数が少ないと、心不全症状が出やすいです。

◆ 運動負荷検査：運動負荷により必要な心拍上昇が得られるかを確認します。負荷後の心電図変化にも注意します。

◆ 電気生理学的検査（EPS）：洞結節の機能や房室ブロックのブロック部位の詳細を診断します。薬物負荷を行うこともあります。

> R 波と R 波の間隔の延長が顕著（特に日中）だと、アダムス・ストークス発作が起きやすいです。

◆ 植込み型ループレコーダー（ILR）：心原性失神を疑う患者さんで、ホルター心電図などで不整脈発作がとらえられない場合などに左前胸部の皮下に植え込む心電計です。

● 徐脈性不整脈の治療

◆ 薬物調整：抗不整脈薬や降圧薬などによる薬剤性の徐脈である場合には、調整を検討します。

◆ ペースメーカ植込み：アダムス・ストークス発作や心不全症状がみられる徐脈の場合に必要となります。徐脈の原因疾患や年齢、ADL を考慮して、シングルチャンバーペースメーカかデュアルチャンバーペースメーカかを検討します。

> ペーシングリードが心房もしくは心室のみ

> ペーシングリードが心房と心室の両方にある

▌洞不全症候群（SSS）

洞結節の自動能あるいは洞房伝導能の低下による徐脈

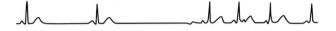

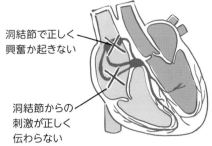

洞結節で正しく
興奮か起きない

洞結節からの
刺激が正しく
伝わらない

● 洞停止（3秒以上の心房波の脱落）によりアダムス・ストークス症
候群をきたすことがあります。

▌房室ブロック（AVB）

心房から心室への興奮伝導が遅れたり、伝わらないことによる徐脈

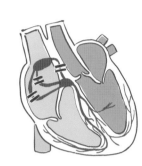

● 高度な徐脈や心室停止による脳虚血症状により、アダムス・スト
ークス症候群をきたすことがあります。

● 慢性的な経過により、肺うっ血となり呼吸困難や浮腫などの心不
全症状がみられることもあります。

1度房室ブロック

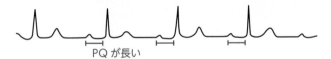

PQ が長い

● 心房内の刺激伝導系に障害が起こり、興奮
がゆっくり伝わります。

● PQ 間隔が長くなります。

2度房室ブロック：ウェンケバッハ型

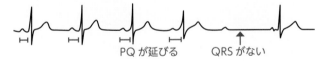

PQ が延びる　　QRS がない

● ときどき心房から興奮が伝わらなくなります。

● だんだん PQ 間隔が延びて、QRS 波が落ち
ます。

2度房室ブロック：モビッツⅡ型

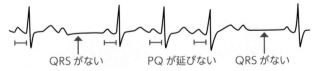

QRS がない　　PQ が延びない　　QRS がない

● 突然、心房から興奮が伝わらなくなります。

● QRS 波が落ちます。

3度（完全）房室ブロック

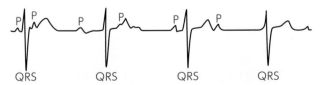

P P P P P P

QRS　　QRS　　QRS　　QRS

● 心房と心室がばらばらに興奮します。

● P 波と QRS 波が別々のリズムになります。

頻脈性不整脈

どんな疾患?

●心拍数 100bpm 以上の不整脈を、頻脈性不整脈といいます。

頻脈性不整脈の症状

動悸

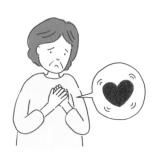

●いつ、どのような時に起こるのか?どのくらい持続するか?
●突然起こり突然止まるのか?徐々に起こり徐々に停止するのか?
●規則的か否か?

を確認します。

めまい、ふらつき、失神

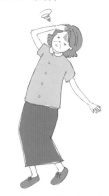

●心機能が低下している患者さんでは、頻拍時に血圧が低下し、脳血流低下による症状を起こすことがあります。
●心機能が低下していない患者さんでも、高度な頻脈の場合には同様の症状が起こりえます。

● 頻脈性不整脈の検査と診断

◆12 誘導心電図:正確な心拍数、P 波の有無、P 波と QRS 波の関係、QRS 波の波形や幅などを確認します。

◆ホルター心電図:動悸発作をとらえ、症状との因果関係を確認します。頻脈の起こり方や停止の仕方が不整脈診断の一助になります。

◆電気生理学的検査(EPS):頻拍発作を誘発し、頻拍の機序を解明し正確な不整脈診断を行います。

> 洞調律ではない心房波は、その波形や周期長を確認します。

● 頻脈性不整脈の治療

◆薬物治療:発作頻度が低ければ発作時のみの頓用薬や、発作頻度がある程度あるようなら、定期の抗不整脈の内服を試みます。抗不整脈薬の血中濃度や QT 時間などの心電図変化などに注意し、適宜調整することが必要です。

◆カテーテルアブレーション:発作の頻度や症状の程度などにより、カテーテルアブレーションを検討します。事前に頻拍発作の心電図診断をしてからカテーテルアブレーションを検討することが望ましいです。

◆植込み型除細動器(ICD):持続性心室頻拍や心室細動などの致死性不整脈の患者さん(二次予防)、致死性不整脈がなくても器質的心疾患があり心機能が低下している患者さん(一次予防)の心臓性突然死予防として植え込まれます。

> 不整脈の種類によって、成功率や合併症の頻度などが異なります。

> ペーシングが必要ない場合は、完全皮下植込み型除細動器(S-ICD)も選択されます。

▌ 心房細動（AF）

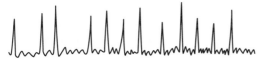

肺静脈などから発生する異常な電気刺激が心房に伝導

非常に速い心房の無秩序な興奮

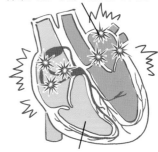

心室のリズムは不規則

- ●弁膜症や、心筋症などの器質的心疾患にともなうことが多いですが、特に器質的心疾患をともなわない場合もあります。
- ●高齢者に多く見られます。
- ●心房細動が発作的に起こる発作性心房細動と、持続している持続性心房細動とに分類されます。

▌ 心房粗動（AFL）

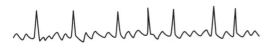

心房内で三尖弁輪の周りなどを電気刺激が規則的に旋回

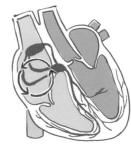

- ●決まった周期長で心房筋が興奮します。
- ● 2 : 1や4 : 1で心室に伝導することが多いです。

▌ 発作性上室頻拍（PSVT）

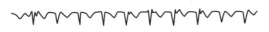

房室接合部よりも心房側で一定の回路を旋回

房室接合部

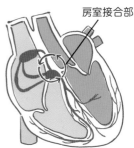

- ●どこで興奮が回っているかにより、房室結節リエントリー性頻拍（AVNRT）と房室リエントリー性頻拍（AVRT）と心房頻拍（AT）に分類されます。

▌ 心室頻拍（VT）

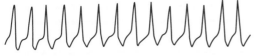

100bpm以上の頻拍で、ヒス束以下で起こる

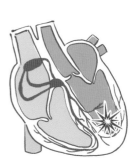

- ● QRS波形が単一なものを単形性心室頻拍といい、QRS波形がバラバラなものを多形性心室頻拍といいます。
- ●持続時間が30秒以上のものを持続性心室頻拍、30秒に満たないものを非持続性心室頻拍といいます。

▌ 心室細動（VF）

心室が無秩序に興奮

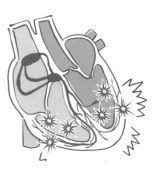

- ●有効な心拍出が得られなくなり、短時間で意識消失や全身けいれんを起こします。
- ●早急に電気的除細動を行わなければ死に至ります。

（井上完起）

2章

心臓カテーテルってどんなことをするの？ どんな疾患が対象？

● 心筋症

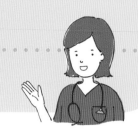

どんな疾患?

- 収縮能や拡張能の低下といった心機能障害をともなう心筋疾患を指します。 ……… 特発性（原発性）心筋症
- 心筋症には、肥大型心筋症、拡張型心筋症、不整脈原性右室心筋症、拘束型心筋症の4つがあります。
- 冠動脈狭窄や、アミロイド蛋白の沈着、炎症が原因で起きる心筋症もあります。 ……… 二次性心筋症

▌心筋症の分類

心肥大・心拡大・収縮能や拡張能の低下がある？ ➡ 家族歴・遺伝子変異がある？ ➡ 鑑別すべき疾患は？二次性心筋症がないか確認 ➡

特発性心筋症の病名
- ●肥大型心筋症
- ●拡張型心筋症
- ●不整脈原性右室心筋症
- ●拘束型心筋症

▌二次性心筋症の原因と治療

虚血性心筋症	・冠動脈狭窄が原因。 ・冠動脈造影により冠動脈狭窄や閉塞を評価し、経皮的冠動脈形成術や冠動脈バイパス手術を行い、心筋虚血を解除する。
アミロイドーシス	・アミロイド蛋白が沈着することで拡張障害をきたす。 ・病気の進行にともない収縮能も低下する。 ・心臓 MRI 検査や心筋生検で診断をつけるが、原発性 AL アミロイドーシスでは自己末梢血幹細胞移植を併用した化学療法などが行われるようになってきた。
ファブリー病	・α-ガラクトシダーゼ A（α-GAL）活性が欠損あるいは低下して起こる。 ・不足しているα-ガラクトシダーゼ酵素を補充する酵素補充療法がある。
心臓サルコイドーシス	・原因不明の全身性肉芽腫性疾患。 ・致死性不整脈や重症心不全をきたす。 ・致死性不整脈に対しては、植込み型除細動器が必要となる。

二次性心筋症の病態は、心筋症を起こした原因によって、異なるよ。

肥大型心筋症 (HCM)

肥大型心筋症の病態と症状

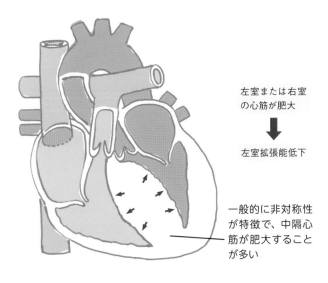

左室または右室
の心筋が肥大

↓

左室拡張能低下

一般的に非対称性
が特徴で、中隔心
筋が肥大すること
が多い

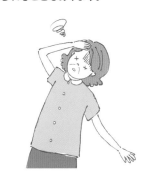

● 労作時息切れや胸痛が典型的な症状です。

● 左室内閉塞が強い場合は、ふらつきや失神がみられることがあります。

● 心房細動や致死性不整脈による動悸や失神がみられることもあります。

肥大型心筋症の分類

閉塞性	心筋の肥大により左室内に圧較差を認める。
非閉塞性	左室内に圧較差を認めない。
拡張相	経過中に肥大した心室壁厚が減少・菲薄化し、心室内腔の拡大をともなう左室収縮力が低下。

● 肥大型心筋症の検査

◆ 心エコー検査：心筋の肥大と左室内圧較差の有無を評価します。

◆ 心臓 MRI 検査：形態評価に加え遅延造影で診断と重症度を評価します。

◆ ホルター心電図：不整脈を評価することが重要なため行います。

◆ カテーテル検査：心室内圧較差がないかを評価します。

◆ 心筋生検：病理学的な評価を行います。

形態の評価には、
心臓 CT も有用

p.45

● 肥大型心筋症の治療

◆ β遮断薬と Ca 拮抗薬、Ⅰ群抗不整脈薬による薬物治療を行います。

◆ 薬物治療で不十分な場合は、中隔心筋縮小術やペースメーカ治療、植込み型除細動器治療を行います。

外科的中隔心筋
切除術・経皮的
アルコール中隔心
筋焼灼術

拡張型心筋症（DCM）

▌拡張型心筋症の病態と症状

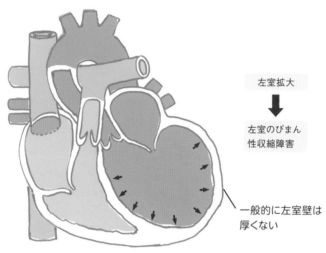

左室拡大

↓

左室のびまん性収縮障害

一般的に左室壁は厚くない

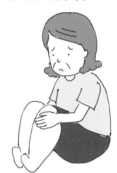

- ●特徴的な症状はないが、心不全の進行にともなって労作時息切れ、下腿浮腫が出現します。

- ●心室不整脈や心房細動による動悸や失神がみられることがあります。

● 拡張型心筋症の検査

- ◆心エコー検査：左室拡大と左室壁運動低下を認めた場合に本疾患を疑います。
- ◆心臓MRI検査：遅延造影で診断と重症度を評価します。特に二次性心筋症との鑑別に有用です。
- ◆カテーテル検査：特に右心カテーテルで心不全の程度を評価します。
- ◆心筋生検：二次性心筋症との鑑別診断を行ううえで重要です。
- ◆心肺運動負荷試験：心不全症例では重症度を評価し運動療法に生かします。

> 虚血性心筋症、高血圧性心疾患、心サルコイドーシス、アミロイドーシス、心筋炎、周産期心筋症、ファブリー病など

● 拡張型心筋症の治療

- ◆β遮断薬とACE阻害薬・ARB、利尿薬を中心とした薬物治療を行います。
- ◆心臓再同期療法（CRT）：左脚ブロック症例に代表される左室壁運動の非同期性がみられる場合に行います。
- ◆左室収縮能低下や左室拡大、左房拡大にともなう僧帽弁閉鎖不全症が進行し、心不全管理が困難な場合は、僧帽弁に対する治療を行います。
- ◆致死性不整脈による突然死リスクが高い症例では、植込み型除細動器治療を行いますが、カテーテルアブレーションによる発生予防も重要です。
- ◆上記治療をしても心不全のコントロールがつかない場合、心臓移植を検討します。

> 現在では僧帽弁置換術以外に、経皮的僧帽弁クリップ術が行えるようになりました→ p.108

不整脈原性右室心筋症（ARVC）

▌不整脈原性右室心筋症の病態と症状

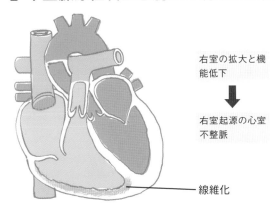

右室の拡大と機能低下

↓

右室起源の心室不整脈

線維化

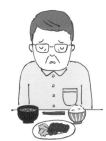

●心室不整脈にともなう動悸や血圧低下、右室不全にともなう下腿浮腫や食思不振がみられます。

● 不整脈原性右室心筋症の検査

◆心電図：前胸部誘導の陰性 T 波やイプシロン波とよばれる異常がみられます。
◆カテーテル検査：右室造影で右室の拡大と機能低下を認めます。
◆心筋生検：右室心筋の脂肪浸潤と線維化を認めます。
◆心臓 MRI・心臓 CT：右室拡大や壁運動異常、心筋の脂肪変性を評価します。

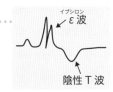

イプシロン
ε 波

陰性 T 波

● 不整脈原性右室心筋症の治療

◆心室性不整脈に対して、カテーテルアブレーションや植込み型除細動器植え込みを行います。

拘束型心筋症（RCM）

▌拘束型心筋症の病態と症状

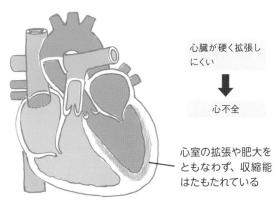

心臓が硬く拡張しにくい

↓

心不全

心室の拡張や肥大をともなわず、収縮能はたもたれている

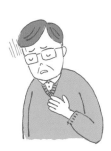

●息切れや、浮腫、動悸や疲れやすさがみられます。

● 拘束型心筋症の検査

◆右心カテーテル検査：左室拡張障害を示す所見を認めます。

・肺動脈楔入圧上昇
・右心系の拡張末期圧の上昇

（髙見澤格）

2章

心臓カテーテルってどんなことをするの？ どんな疾患が対象？

先天性心疾患

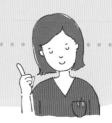

どんな疾患?

- 生まれつき構造異常のある心臓を先天性心疾患と呼びます。 ……… CHD
- 治療の必要がない軽症から、自然治癒するもの、難治性で重症な
  ものまで、さまざまな病態があります。 ……… チアノーゼ性心疾患、複雑心奇形など
- 先天性心疾患の患者さんが成人すると、成人先天性心疾患といいます。 ……… ASD
- 成人循環器の日常臨床では、心房中隔欠損症、動脈管開存症の診
  療の頻度が高いです。 ……… PDA
- 先天性心疾患で最も多いのは心室中隔欠損症です。 ……… VSD

少子化と心臓手術の成績が良いことから、
このごろはこどもの先天性心疾患よりも
成人先天性心疾患のほうが数が多いといわれているよ。

▌ 心房中隔欠損症の心臓

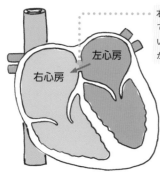

右心房と左心房を隔てている心房中隔という壁の一部にあながあいています。

左心房

右心房

- 心房中隔に欠損があり、右心房と左心房に交通があります。

- 一般的に欠損孔が小さければ軽症で、生涯心臓の機能に大きな影響を与えません。

- 欠損孔が大きい場合はそこを通る血流が増えるため、将来的に心不全や肺高血圧、心房細動などの上室性不整脈を出現させる可能性があります。

小児期に治療適応とならなくても ASD、VSD ともに成人以降、
心臓の加齢性変化で治療が必要になることもあるよ。

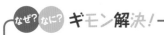
ギモン解決!

Q. チアノーゼ心疾患ってなに?

先天性心疾患のなかでもチアノーゼ心疾患とは、酸素の少ない赤黒い静脈血が短絡(シャント)
を通じて全身に流れ、くちびるや手足が紫色になるものをいいます。

■ 心室中隔欠損症の心臓

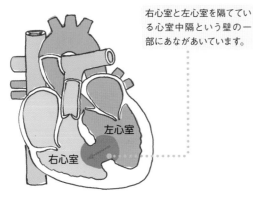

右心室と左心室を隔てている心室中隔という壁の一部にあながあいています。

左心室

右心室

●欠損孔の大きさによって心負荷が異なります。

■ 動脈管開存症の心臓

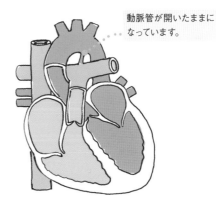

動脈管が開いたままになっています。

●大動脈と肺動脈をつなぐ胎児期の交通路が出生後も開存している状態です。

2章 心臓カテーテルってどんなことをするの？ どんな疾患が対象？

● 先天性心疾患の診断と治療

◆いずれの疾患も健康診断で異常を指摘され、心エコーやCTスキャンで確定診断となることが多いです。

心電図、X線、聴診など

◆症状がなくても、将来的に新たな心疾患を発症する可能性が高い場合は、非可逆性になる前に早期から積極的に治療を行うことが望ましいと考えられています。

◆ ASD、PDAについては近年、経カテーテル治療の技術が発達し、その低侵襲性と安全性から大部分は専用デバイスを用いたカテーテル治療が行えます。

◆外科手術においても近年は切開線が小さい低侵襲手術を行っている施設もあり、疾患、年齢などによって治療の選択肢が広がります。

◆未治療のVSD、PDAは古くから感染性心内膜炎のリスクがあるといわれており、歯科治療や心臓以外でも観血的処置を行う際は注意が必要です。

事前に抗生物質の内服をする必要があります。

欧米ではVSDの一部のタイプでカテーテル治療が可能になってきていて、日本にも近々導入される予定だよ。

なぜ？ なに？ ギモン解決！

Q. どうして症状がなくても治療をしなくてはいけないの？

A. 症状がなくてもエコーなどの検査で心負荷が認められれば、将来的に非可逆性の心拡大や不整脈を発症する可能性があります。近年の治療、特にカテーテル治療は合併症が非常に少ないため、デメリットを上回るメリットがあると考えられるケースが多く、症状がなくても放置しておくと将来的によくないと思われる患者さんには積極的に治療が行われています。

（佐地真育）

● 末梢血管疾患

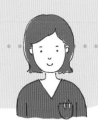

どんな疾患?

- ●心臓、冠動脈以外の全身のすべての血管疾患が含まれます。･････ 動脈、静脈
- ●頭頚部血管や胸腹部の大動脈も含まれる場合もありますが、多くは下肢動脈、鎖骨下動脈を含む上肢動脈、腎動脈などが治療対象となります。

▌ 末梢血管疾患の病態

●動脈硬化性（アテローム硬化）疾患が多いですが、血栓や粥腫、腫瘍などが中枢から流れてきて動脈を閉塞する「塞栓」を主因とするものや血管炎など炎症を主病態とする疾患なども含まれます。

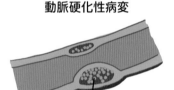

動脈硬化性病変

コレステロールなど
によるプラーク

動脈内膜に生じたさまざまな
変化が複合して進行する病態

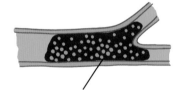

塞栓性病変

血栓などの塞栓物
による閉塞

中枢側から流れてきた血栓などの
塞栓物質が動脈を閉塞させる

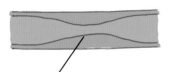

血管炎などその他の病変

血管炎などさまざまな病態
による狭窄・閉塞

▌ 動脈硬化性病変の発症

危険因子

| 血管内皮の障害に対する炎症が主因（不明な点も多い） | → | 年齢、性別（男性）、家族歴、高血圧、脂質異常症、糖尿病、喫煙、肥満など | → | 血管内皮に生じたアテローム硬化により、血管内腔が狭小化・閉塞、場合によって内腔拡張（瘤化） | → | それぞれの血管が灌流する臓器に応じた種々の症状を誘発 |

アテローム硬化による動脈閉塞症の多くは発症や症状の進行が緩やかであることが多いよ。
塞栓物質が流れてきた場合は、多くが急激に発症して急性動脈閉塞症となるんだ。

▌ 末梢血管疾患の症状

● 病変が生じた血管が灌流する臓器に応じて多彩な症状がみられます。

● 多くは「痛み」を自覚しますが、その部位によって鑑別すべき疾患も異なります。

下肢の場合：脊柱管狭窄症や椎間板ヘルニア・坐骨神経痛などによる神経原性症状との鑑別が重要

下肢の場合

| 歩行時の痛み（間欠性跛行） | 安静時疼痛 | 潰瘍・壊死 |

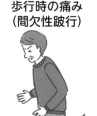
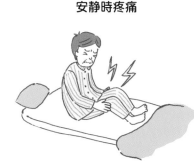
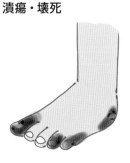

冷感やしびれ、浮腫・腫脹、色調不良などもあります。

● 末梢血管疾患の診断と検査

【四肢血圧測定】 最も汎用されている低侵襲の検査で、下肢動脈の狭窄・閉塞を評価します。

◆ ABI（ankle brachial pressure index）：足関節収縮期血圧を上腕収縮期血圧で除したものです。正常値は 1.0〜1.3 です。0.9 以下は血流低下が示唆されます。

◆ TBI（toe brachial pressure index）：血管の石灰化が強い透析患者や糖尿病患者などでは、ABI が正確に測定できないことも多く、足趾血圧を測定することもあります。正常値は 0.6〜1.0 です。

病態に応じて、皮膚灌流圧測定（skin perfusion pressure：SPP）、近赤外線分光法（near-infrared spectoroscopy：NIRS）などもあります。

【画像診断】

◆ 超音波検査や（造影）CT、MRI が多く用いられます。

より正確で詳細な評価が必要と判断された場合、侵襲的検査であるカテーテルを用いた血管造影検査が行われるよ。

● 末梢血管疾患の治療

◆ 慢性疾患である下肢閉塞性動脈硬化症では、高血圧・糖尿病・脂質異常症などの増悪危険因子の管理や禁煙が最も重要であり、その上で内服加療や運動療法の保存的加療が行われます。

潰瘍・壊死がない場合

◆ 保存的加療で症状の改善がみられなければ、カテーテルを用いた血管内治療やバイパス手術・内膜摘除術などの外科的血行再建治療の適応となります。

endovascular therapy：EVT

なぜ？ なに？ **ギモン解決！**

Q. ABI が低下していたら、全例 EVT やバイパス手術を行うの？

A. 原則、間欠性跛行症状や安静時疼痛、潰瘍・壊死などの症状が QOL を妨げることがなければ血行再建治療の適応となりません。下肢症状の主因となっている疾患の判断を誤ると、血行再建治療後も症状の改善がみられない可能性があるため、他の原因となりうる疾患を慎重に鑑別する必要があります。

（田中悌史）

2章 心臓カテーテルってどんなことをするの？ どんな疾患が対象？

第**3**章

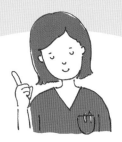

心臓カテーテルを
受けるには
どんな検査が必要?

● 採　血

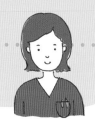

どんな検査?

● 腕などの表在静脈から注射針で静脈血を採取し、血算や生化学データを調べる検査です。

血球の数や大きさ、ヘモグロビンの濃度など

酵素や脂質、電解質の濃度など

なんのためにするの?

● カテーテル前には、貧血や炎症、造影剤使用前の腎機能、肝炎などの感染症、輸血に備えた血液型などの検査が重要です。

● カテーテル後には、腎機能のほか、合併症の有無を CPK などの心筋逸脱酵素で調べることがあります。

出血時の輸血や造影後の透析の必要性、針刺し事故時の対応など、予測できていればすみやかに対応できるよ。

▌ 採血に使用する静脈

▌ 静脈ライン確保

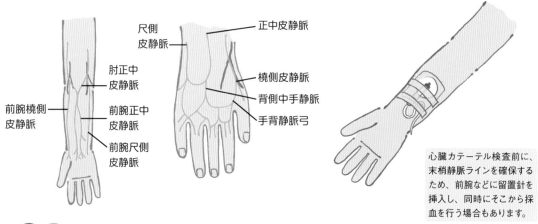

尺側皮静脈

正中皮静脈

肘正中皮静脈

橈側皮静脈

背側中手静脈

前腕橈側皮静脈

前腕正中皮静脈

手背静脈弓

前腕尺側皮静脈

心臓カテーテル検査前に、末梢静脈ラインを確保するため、前腕などに留置針を挿入し、同時にそこから採血を行う場合もあります。

なぜ? なに? ギモン解決!

Q. どこから採血すべきなの?

A. 最近では手首の橈骨動脈を穿刺して心臓カテーテル検査を行う機会が増えています。採血に併せて末梢静脈を確保する場合には、カテーテル手技の妨げにならない部位を選びましょう。たとえば、カテーテルで右上肢を穿刺予定の場合は、左前腕に確保するのが良いでしょう。

（細田 徹）

● 採 尿

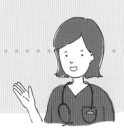

どんな検査?

●中間尿を用いて、糖やタンパク、潜血などを侵襲なく調べられるルーチンで行われる検査です。

陰部の細菌が混じるのを防ぐため
出始めと終わりを除いた尿を使用

なんのためにするの?

●糖尿病のほか、栄養障害、肝障害、腎障害などをスクリーニングする目的で行われます。

3章

心臓カテーテルを受けるにはどんな検査が必要?

通常、腎臓でろ過された糖やタンパクは、ほぼすべて
血液中に再吸収されるので、尿検査で糖が陽性の場合は、
文字通り糖尿病である可能性が高くなるよ。

なぜ? なに? **ギモン解決!**

Q. 糖尿病があると心カテに影響?

A. 糖尿病があると、動脈硬化のリスクであるだけでなく、虚血性心疾患があっても無症状、つまり無症候性心筋虚血を生じる危険性が高くなります。本人の症状だけでは発作がわからない場合もあるため、心電図などの変化にもより注意する必要があります。

▌ 尿試験紙検査法

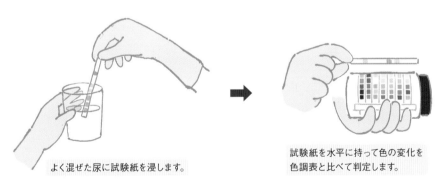

よく混ぜた尿に試験紙を浸します。

試験紙を水平に持って色の変化を
色調表と比べて判定します。

なぜ? なに? **ギモン解決!**

Q. 細菌尿は異常?

A. 作られたばかりの尿は無菌ですが、尿道経由の細菌の混入はめずらしくなく、それだけでは尿路感染を意味しません。排尿痛などの症状や尿中白血球が見られる場合は、飲水を促し、抗菌薬の投与を考慮します。

(細田 徹)

● 12 誘導心電図

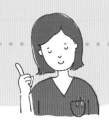

どんな検査?

- 安静仰臥位で、両手足と胸部6カ所に電極を付けて、肢誘導と胸部誘導の安静心電図を記録します。
- 心疾患のスクリーニングとなる検査です。

なんのためにするの?

狭心症や
心筋梗塞

- 不整脈や、虚血性心疾患、心肥大などのスクリーニングとして、まず行われる非侵襲的で基本的な検査です。
- 結果に応じて、次に行うべき検査を検討します。

心エコーや運動負荷心電図など

■ 肢誘導の電極位置

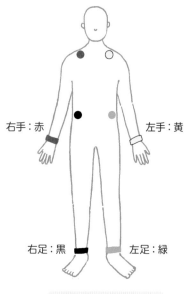

右手：赤　　　左手：黄

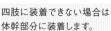

右足：黒　　　左足：緑

四肢に装着できない場合は
体幹部分に装着します。

■ 胸部誘導の電極位置

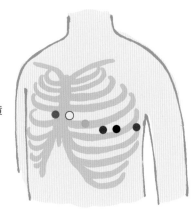

- **V₁** 第4肋間胸骨右縁
- **V₂** 第4肋間胸骨左縁
- **V₃** V₂とV₄の中点
- **V₄** 第5肋間と左鎖骨中線の交点
- **V₅** 左前腋窩線上のV₄と同じ高さ
- **V₆** 左中腋窩線上のV₄と同じ高さ

なぜ? なに? ギモン解決!

Q. 右側胸部誘導って?

A. V_3、V_4、V_5に対応する右側の胸部に、V_{3R}、V_{4R}、V_{5R}の電極を付けて記録するものです。
右冠動脈が閉塞した場合に右室梗塞を合併することがあり、V_{4R}のST上昇が診断に有用です。

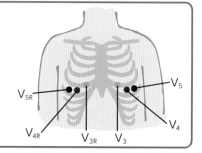

■ 正常 12 誘導心電図

・計 12 の波形が記録されます。
・横方向に時間、縦方向に電圧（心筋の興奮を示す微細な電気的活動）が表されます。

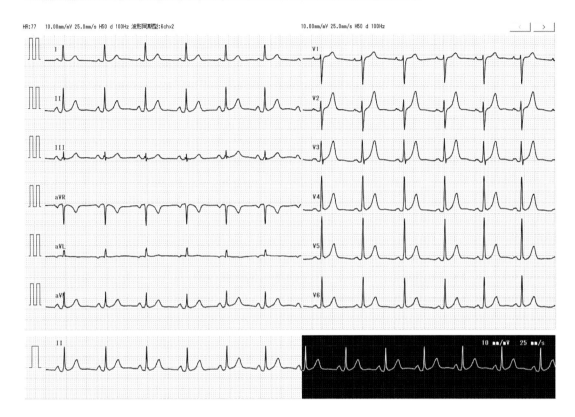

波形に異常があるかどうかを確かめるだけでなく、
以前の心電図があれば比較する習慣を身につけよう。
たとえば、今回の心電図が正常であっても、前回の心電図に
ST 低下の所見があれば一過性の心筋虚血かもしれない。
冠動脈造影で狭窄が認められる可能性が高くなるよ。

 ギモン解決！

Q. ST 変化で冠動脈の病変がわかるの？

A. 冠動脈が狭窄すると…冠動脈は心外膜側から心内膜側へ流れているため、心内膜側の心筋に虚血を生じ（非貫壁性虚血）、ST 部分が低下します。冠動脈に病変がなくても、心筋が肥大すると心内膜下が相対的に虚血状態となり、ST が低下します。
冠動脈が閉塞すると…心筋の全層が傷害され、貫壁性虚血となり、ST 部分が上昇します。

非貫壁性虚血　　貫壁性虚血

虚血状態

心内膜側　心外膜側　心内膜側　心外膜側

ST 低下　　　　　ST 上昇

（細田 徹）

● 運動負荷心電図

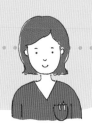

どんな検査？

心筋虚血や
不整脈が起きるか？

- 運動により心拍数や血圧を増大させて心臓に負荷をかけ、運動前後の心電図を調べる検査です。
- 不安定狭心症や非代償性心不全などは禁忌なので、検査前の病状確認が重要です。

なんのためにするの？

- 労作性狭心症の診断や、治療効果の評価に有用です。
- 運動時に不整脈を生じるかといった判断にも役立ちます。

負荷が悪化させうる場合は、代わりに
ホルター心電図などを考慮

■ エルゴメータ法

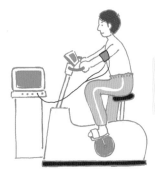

固定式自転車
のペダルを漕ぐ
ペダルの重さで
負荷量を調整

■ トレッドミル法

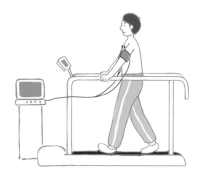

ベルトコンベアの
上を歩く
ベルトの速度や傾
斜で負荷量を調整

利点	体重をサドルで支えられるため膝などへの負担が少ない 負荷量を連続的に変えられるため比較的安全	自分の体重を支えつつ前進するため負荷が大きく、目標心拍数に到達しやすい
欠点	下肢のみの運動なので心拍数が上がりにくく、脚が疲れて負荷不十分で終わる場合あり	腰や膝などへの負担が大きく、負荷量が一定時間ごとに急に増加する

なぜ？ なに？ ギモン解決！

Q. ST変化の誘導で病変部位がわかるの？

A. 発作時のST上昇は、同部位の貫壁性虚血を示唆し、責任冠動脈を推測できます。一方、ST低下は通常 V_5 誘導を中心に認められ、心内膜下虚血を示唆し、病変部位を反映しません。

Q. 運動負荷試験（CPX）ってなに？

A. おもに自転車エルゴメータにより運動強度を直線的に増加させ、血圧・心電図に加えて、連続呼気ガス分析により呼気中の酸素濃度・二酸化炭素濃度および換気量を測定し、最高酸素摂取量や嫌気性代謝閾値（AT）を決定します。ATに基づき、安全な運動強度を判断し、心臓リハビリテーションでの運動処方箋を作成します。

（細田　徹）

● 胸部X線

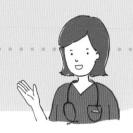

- いわゆるレントゲン写真のことで、撮影装置などの進歩により、低被ばく化・デジタル化が進んでいます。
- 胸部全体にX線を照射して平面撮影し、おもに心臓・大動脈・肺に異常がないかを調べます。

心胸郭比：胸郭の幅に対する心陰影の幅

| 50%以下：正常範囲 |
| 50%より大きい：心拡大 |

なんのためにするの?

- 心臓の拡大、大動脈の突出や石灰化、胸水の有無、肺野の異常などをスクリーニング的に調べます。
- 右胸心や右側大動脈弓など、検査にかかわる先天的な異常も、心カテ前に調べておく必要があります。

以前の検査と比較し、同じ患者さんでの変化を調べることも重要!!
もともと心胸比が小さかった患者さんでは、50%以下でも異常の場合があるよ。

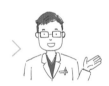

■ 正常胸部X線画像

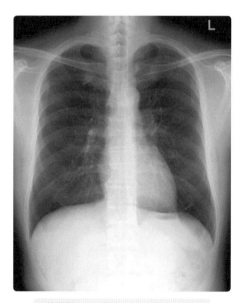

X線撮影では、写真はネガの状態になります。たとえば肺は、空気を多く含むためにX線を通しやすく、全体に黒く写ります。

■ 心胸郭比

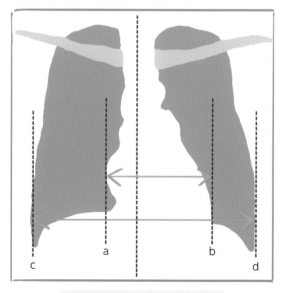

心胸郭比（CTR）＝ ab/cd × 100（%）
ab：心臓の幅
cd：胸郭の幅

▌心胸郭比：肥満の影響

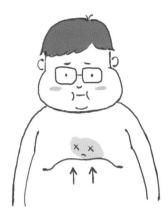

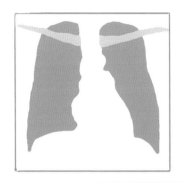

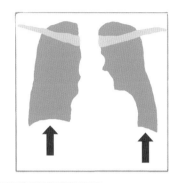

肥満による横隔膜挙上で心臓が横を向き、見かけ上の心胸比が大きくなる場合もあります。

何らかの異常が認められた場合には、心エコー検査や、造影を含めたCT検査などによる精査を考慮するよ。

なぜ？ なに？ ギモン解決！

Q. 側面像って何がわかるの？

A. 右室が前面に、左房が後面に位置しており、これらの大きさや、前縦隔、心臓の背側の病変の観察などに有用です。左右の横隔膜が肋骨と近接する部分まで追うことができ、胸水を確認しやすい場合もあります。

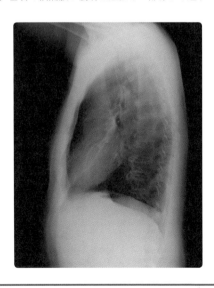

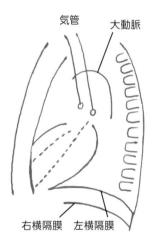

気管　　大動脈

右横隔膜　左横隔膜

（細田　徹）

● 心エコー

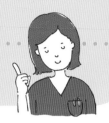

どんな検査?

- ●超音波で動いている心臓を見る検査で、放射線を使わない体に優しい検査です。
- ●患者さんの状態や検査の目的に応じて、検査室でも、ベッドサイドでも、カテーテル検査・手術中でも行えます。

しんきんしょう べんまくしょう しんきんこうそく
心筋症、弁膜症、心筋梗塞

なんのためにするの?

- ●心臓の断面像や血流の速度などを評価して、心臓の全体的な機能、筋肉・弁・血管の病気、心タンポナーデなど多くの心臓病の原因や重症度、手術が必要かどうかを判断できます。

心臓の周りに水がたまってうまく血液を送り出せなくなる

体の表面から超音波を当てる経胸壁心エコー図検査と、体の中から超音波を当てる経食道心エコー図検査があるよ。

▐ 経胸壁心エコー図検査の方法と心臓の見え方

❶検査用のベッドに横向きになります。左側臥位になることが多いです。

❷胸やお腹にプローブを当てて検査します。

❸検査と調べた項目の確認・解析に30〜60分ほどかかります。

プローブ：超音波を出す棒状の器具

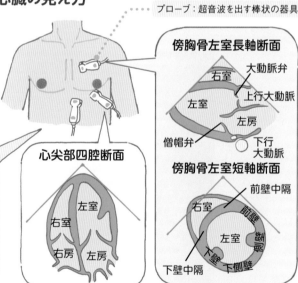

傍胸骨左室長軸断面
右室 / 大動脈弁 / 上行大動脈 / 左室 / 左房 / 僧帽弁 / 下行大動脈

傍胸骨左室短軸断面
前壁中隔 / 右室 / 前壁 / 左室 / 下壁中隔 / 下壁 / 下側壁

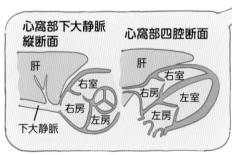

心窩部下大静脈縦断面
肝 / 右室 / 右房 / 下大静脈

心窩部四腔断面
肝 / 右室 / 右房 / 左室 / 左房

心尖部四腔断面
左室 / 右室 / 右房 / 左房

（徳島大学山田博胤先生ご提供図を元に作成）

なぜ? なに? **ギモン解決!**

Q. 心エコーの前に準備は必要?

A. 経胸壁心エコー図検査では、準備は不要です。呼吸が苦しくて横になれない患者さんなどは検査室で行うのは危険なのでベッドサイドで行います。経食道心エコー図検査では、検査4時間前から絶飲食が必要で、同じエコーでも準備がまったく違います。

▌経胸壁心エコー図で心臓はこう見える!

拡張型心筋症

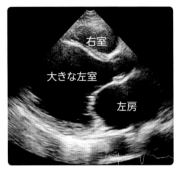

●大きく動きの悪い左室

僧帽弁閉鎖不全症

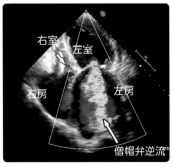

●左室から左房に逆流する血流

心タンポナーデ

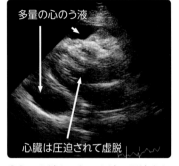

●心のう液と、心のう液に圧迫されて虚脱した心臓

なぜ? なに? ギモン解決!

Q. カテーテル治療後に行った心エコーのレポートが出ていなくても、退院して大丈夫?

A. 心筋梗塞やカテーテル治療後の合併症が心エコーで見つかれば、治療や経過観察が必要かもしれません。担当医師に要確認!です。

COLUMN

経食道心エコー図検査

　経食道心エコー図検査は、口から長いプローブを食道・胃まで入れて心臓を見る検査で、検査の準備や前後の流れは胃カメラ(上部消化管内視鏡)に似ています。検査ではキシロカイン®ゼリーを用いた喉の麻酔や、鎮静薬を使います。なぜわざわざ食道にプローブを入れて検査をするかというと、心臓は食道のすぐ前にあるため、小さな構造物もよく見ることができるからです。食道の病気、頚部・胸部への放射線治療後、食道・胃手術後、肝硬変の方は検査ができない場合があります。

■エコーカテーテルの挿入

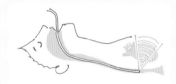

血栓や感染性疣贅(ゆうぜい)など

食道静脈瘤・食道腫瘍・食道憩室など

（泉 佑樹）

負荷心筋シンチグラフィ

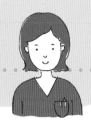

どんな検査?

- 心筋に集まる性質のある放射性医薬品を注射し、心筋の血流の状態を画像化する検査です。
- 運動や薬剤で心臓に負荷をかけた負荷像と、負荷のかかっていない安静像を比べ、心筋虚血があるかどうかを診断します。

> トレッドミルやエルゴメータ

> アデノシン

なんのためにするの?

- 胸部症状の原因が、狭心症によるものかどうかを判断するために行います。
- 負荷像で心筋血流が低下し、安静像で血流が正常の場合に心筋虚血と診断します。

> 胸痛、胸部圧迫感、息切れなど

> 冠動脈狭窄による心筋虚血が原因で症状が出る病気

▌ SPECT（スペクト）像でみる心臓の断面

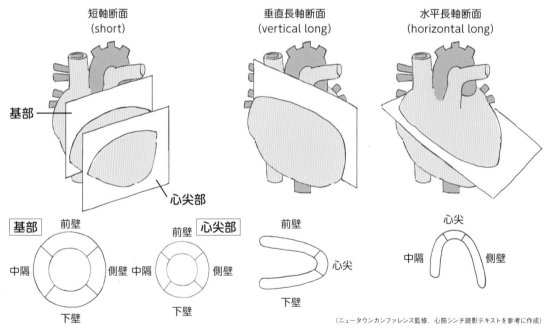

短軸断面（short）　　垂直長軸断面（vertical long）　　水平長軸断面（horizontal long）

基部　心尖部

基部　前壁　中隔　側壁　下壁

心尖部　前壁　中隔　側壁　下壁

前壁　心尖　下壁

心尖　中隔　側壁

（ニュータウンカンファレンス監修．心筋シンチ読影テキストを参考に作成）

なぜ？なに？ ギモン解決！

Q. 被ばくの心配はないの？

A. 放射性医薬品が出す放射線はごく微量であり、人体に与える影響はほとんどありません。

Q. 放射性医薬品による副作用はないの？

A. CTの造影剤のようにアレルギー反応を起こすことはなく、また腎臓の機能が悪くても使えます。

▌シンチグラフィ画像

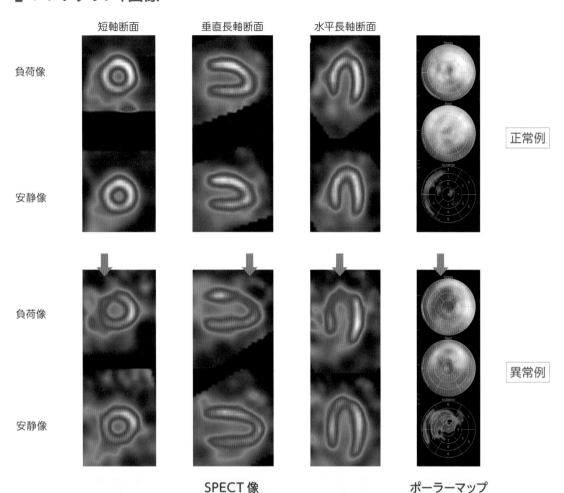

●正常例に比べ、異常例では負荷像において⬇で示した部分に血流の低下が見られ、
安静像では問題ないことから、同部位では心筋虚血が起こっていると判断できます。

なぜ? なに? **ギモン解決!**

Q. 運動負荷または薬剤負荷はどのように決めるの?

A. 基本的には、運動ができる人には運動負荷（日常生活でする動きであり、薬剤負荷に比べ負荷中の心電図変化も見られるメリットあり）、できない人には薬剤負荷ですが、喘息がある人には運動負荷（薬剤負荷で使う薬は喘息発作を起こす可能性あり）、ペースメーカが入っている人や左脚ブロックという心電図波形の人には薬剤負荷（運動負荷だとシンチの画像に影響を与える可能性あり）が勧められます。最近では、高齢者が増え足腰の問題から運動が十分にできない人が増えてきており、また運動負荷に比べ簡便なこともあり、薬剤負荷が増える傾向にあります。運動または薬剤負荷で結果に違いはないといわれています。

（蟹沢 充）

● CT

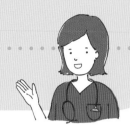

どんな検査?

● 造影剤を使う造影CTと使わない単純CTがあります。

● 造影剤を使うと血管や心臓の中が白く染まるので、冠動脈や大動脈、バイパス血管の状態、また心臓の内腔（ないくう）や弁（べん）の状態を調べることができます。

狭窄度や動脈硬化の程度

胸痛、胸部圧迫感、息切れなど

なんのためにするの?

● 冠動脈CT：胸部症状の原因が、冠動脈やバイパス血管の狭窄や閉塞によるものかどうかを評価するために行います。

● 心臓形態CT：アブレーションの治療前や弁疾患の治療前などに、心臓の内腔や弁などの形態、状態を評価するために行います。

心臓の中の不整脈の発生源や通り道を焼き切るカテーテル治療

▌単純CT

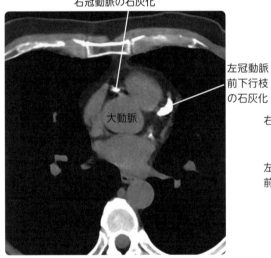

右冠動脈の石灰化

左冠動脈前下行枝の石灰化

大動脈

● 冠動脈の石灰化スコアを出すことができます。

▌造影CT：最大値投影（MIP）画像

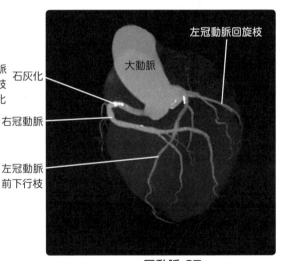

左冠動脈回旋枝

大動脈

石灰化

右冠動脈

左冠動脈前下行枝

冠動脈CT

● 冠動脈造影に似た画像で、特に石灰化の分布がわかりやすい画像です。

なぜ？ なに？ **ギモン解決！**

Q. **CTができない人っているの？**

A. 造影剤アレルギーや気管支喘息がある場合などは造影CTは原則として行えませんが、主治医の判断で造影剤の変更やステロイド薬の前投与などをしてから行うことがあります。また、腎機能障害がある人では腎機能が悪化する可能性があります。

▌造影 CT：ボリュームレンダリング（VR）画像

右冠動脈　大動脈　左冠動脈回旋枝

左冠動脈
前下行枝

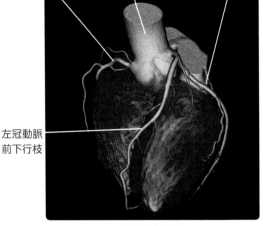

冠動脈 CT

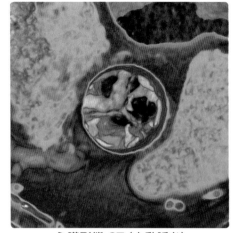

心臓形態 CT（大動脈弁）

● 3 次元表示した画像で、より実物をイメージしやすい画像です。

▌造影 CT：多断面再構成（MPR）画像

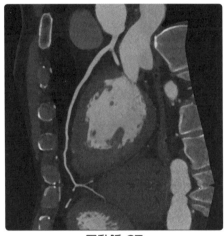

冠動脈 CT

心臓形態 CT（大動脈弁）

● 撮った画像をいろいろな角度や断面で切って得られた画像で、さまざまな方向や面から見て評価をすることができます。

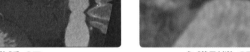

Q. CT の前後で必要な処置ってあるの？

A.　造影剤を用いる場合、検査 3 時間ほど前から禁食が望ましいです。また、ビグアナイド系糖尿病薬は検査後 48 時間休薬が必要です。冠動脈 CT では、β ブロッカーと呼ばれる種類の薬を前投与して心拍数を下げるときれいな画像が撮れます。前投与に使われる薬には、おもに 2 種類、内服薬（検査時間の 1.5～2 時間前）と静注薬（撮影直前）があり、検査時間に合わせてタイミングよく行う必要があります。

（蟹沢 充）

● MRI

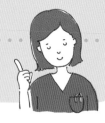

どんな検査?

● 強力な磁力を用いて画像を撮影する検査であり、CT に比べ撮影時間は長いですが放射線被ばくの心配はありません。

● 数種類の画像撮影条件がありますが、造影剤アレルギーや気管支喘息、高度の腎機能障害がある場合には造影剤は使えません。

なんのためにするの?

● おもに心筋症や虚血性心疾患に対して、心臓の形や動き、心筋傷害、心筋バイアビリティ※などの評価のために行います。

● 造影剤を使わずに冠動脈を評価することもでき、気管支喘息や腎機能障害がある場合に使いやすいですが、CT に比べ画質は劣ります。

> ※ バイパス術や PCI のような血行再建によって心臓の動きが改善する能力

▌ シネ画像 (造影剤不要)

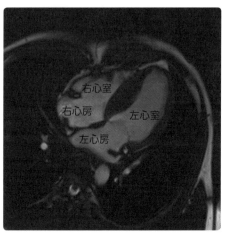

右心室
右心房　　　左心室
左心房

● 心臓の動きを動画で示したものです。

● 心臓の形や壁の動き、弁の動き、弁の逆流などを見ることができます。

▌ T2 強調画像 (造影剤不要)

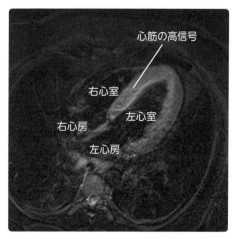

心筋の高信号
右心室
右心房　　　左心室
左心房

● 流れる血液を黒くすることで心筋を目立たせた画像です。

● 心筋に浮腫や炎症があると白く (高信号) なります。

なぜ? なに? **ギモン解決!**

Q. MRI をできない人ってどんな人?

> ………… ペースメーカや植込み型除細動器など

A. MRI 検査室内はとても強力な磁場であり、古いタイプ (MRI 非対応) のデバイスを入れている人は検査できません。最近のデバイスや冠動脈ステント、人工弁、脳動脈瘤クリップ、人工関節などはほぼ MRI に対応していますが、撮れる施設が限られる、前もって設定の変更が必要、施設ごとに撮影できるかどうかの判断基準が違う、などの制限があるため事前に検査室への確認が必要です。

▌ パーフュージョン画像（造影剤使用）

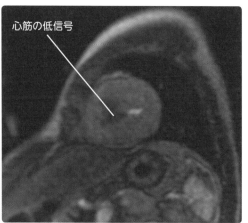

心筋の低信号

●血流が乏しい部分には造影剤が入らないため、黒く（低信号）なります。

●負荷をした場合は、心筋虚血の評価に有用です。

▌ 遅延造影画像（造影剤使用）

心筋の遅延造影

右心室

右心房　左心室

左心房

●心筋梗塞や心筋が線維化を起こした部分など、傷害がある部位は白くなります（遅延造影陽性）。

●心筋バイアビリティの評価に有用です。

▌ 冠動脈 MRA（造影剤不要）

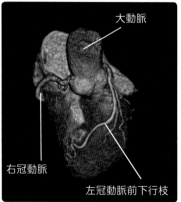

大動脈

右冠動脈

左冠動脈前下行枝

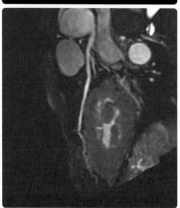

●被ばくせず、造影剤を使わずに冠動脈を評価できます。

●冠動脈 CT に比べると画質は劣ります。

▌ MRI 検査前の確認事項

確認事項	理　由
閉所恐怖症はないか？	MRI 装置の中は狭く、長時間の撮影となる。
体内金属はないか？	MRI に対応していないデバイスが入っていると検査できない。対応しているものでも設定変更が必要だったり施設によって撮影可否の判断基準が違う。
息止めはできるか？／安静にできるか？	息止め不良や体の動きは画質の低下を招く。
貼り薬やカイロなどを貼っていないか？	成分に金属が混じっている可能性があるため取り外す。
装着物や化粧、入れ墨などをしてないか？	装着物は取り外す。化粧や入れ墨には成分に金属が混じっている可能性があり、熱傷を起こすことがある。
妊娠をしているか？／妊娠の可能性があるか？	造影剤が胎児に影響を与える可能性があり、使用には慎重に検討が必要。
造影剤アレルギー、気管支喘息、高度の腎機能障害はないか？	造影剤を使用できない。

MRI で使用する造影剤はガドリニウムといって、CT のヨード造影剤とは違うんだ。ガドリニウムはヨードに比べて腎機能を悪化させることはなく、アレルギーも少ないといわれているよ。

（蟹沢 充）

第4章

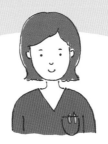

心臓カテーテル
看護はこうする！

知っておきたい 心カテの薬

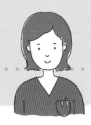

病棟でよく使われる薬

> 病棟ではカテーテル検査・治療に備えて、
> 術前から投与を始める、もしくは中止する薬剤があります。

術前に投与開始する薬

◆生理食塩水：カテーテル検査・治療では造影剤を使用します。造影剤は腎排泄のため、腎からの排泄を促す目的で術前から生理食塩水の持続点滴を始めることが多いです。

> 透析や低心機能などの患者さんは異なります。

◆抗血小板薬、抗凝固薬：ともに抗血栓薬ですが、作用点の違いにより使用目的が異なります。

◆硝酸薬：冠動脈疾患において、カテーテル治療までの間に狭心症発作が起きてしまうのを予防、または冠攣縮予防の意味で術前、術後に投与されることがあります。

> 経口剤：ニトロール®
> 貼付剤：フランドル®テープ

◆ヘパリン：急性冠症候群に対して血栓予防として投与されます。

◆副腎皮質ホルモン剤：喘息や造影剤アレルギーがある患者さんには、喘息発作やアレルギー出現を抑えるために事前投与されます。

> 注射剤：ソル・コーテフ®
> 経口剤：プレドニゾロン

◆ニコランジル：カテーテル治療中に使用されることもありますが、プレコンディショニングの目的でカテーテル治療前から投与されることがあります。心筋細胞壊死の抑制作用があり、虚血性心疾患による心不全に有効性が高いです。

> 疾患・治療による虚血にともなう心筋のダメージを最小限にとどめること

なぜ？ なに？ ギモン解決！

Q. なぜ生理食塩水を投与するの？

A. 造影剤腎症を発生させないために補液しますが、なかでも生理食塩水が有効である、とエビデンスがあります*。また、カリウムを含む補液剤は大量輸液を行う場合に、腎機能低下症例ではカリウムの排泄が遅れ高カリウムになるリスクがあるからです。

Q. 抗血小板薬と抗凝固薬ってどうちがうの？

A. 高血圧や脂質異常症、高血糖、動脈硬化、冠動脈に狭窄が認められる患者さんには、抗血小板薬が投与されていることがあります。これは、血液の流れが速い動脈系の血管で、プラークと呼ばれるかたまりがはがれ落ちた血管壁に血小板が凝集して血栓が作られてしまうのを抑制するためです。
ステント治療の際には、ステントがむき出しの状態で血管壁に留置されるため、血栓が付着しやすくなります。ステント内血栓予防として、最近では抗血小板薬2剤併用療法（DAPT：dual antiplatelet therapy）が用いられています。冠動脈治療の場合、術前に導入されているか、術後に内服の指示があるかを確認する必要があります。
一方、抗凝固薬は、血流が遅くとどこおりがちな血管で生じる血栓に対し使用されます。たとえば、心房細動や深部静脈血栓症などの疾患で投与されます。

*日本腎臓学会. 造影剤腎症の予防法：輸液. https://jsn.or.jp/topics/news/20180419-public-comm/07.pdf (2020年12月閲覧)
　猪阪善隆ほか. 造影剤による急性腎障害. 日本内科学雑誌. 103 (5), 2014, 1074-80.

▋ おもな抗血小板薬

商品名	一般名	特徴・効果	気をつけよう
バイアスピリン® バファリン配合錠 A81	アスピリン	心筋梗塞、脳卒中の急性期にはかみ砕いで服用	アスピリン喘息 胃薬が必須であり PPI（プロトンポンプ阻害薬）が併用される
パナルジン®	チクロピジン		作用発現まで少し時間がかかる 肝機能障害、無顆粒球症などの副作用が特徴的
プラビックス®	クロピドグレル	パナルジン®の改良版 服用も 1 日 1 回で固定	
エフィエント®	プラスグレル	PCI 施行時には投与量を調整することもある 緊急カテーテル時に初期負荷投与（ローディング）が可能	
タケルダ®	アスピリン、ランソプラゾール	合剤	
コンプラビン®	アスピリン、クロピドグレル	合剤	

▋ おもな抗凝固薬

商品名	一般名	特徴・効果	気をつけよう
ワーファリン	ワルファリンカリウム	効果安定までに数日要する 腎機能が悪くても内服できる	ビタミンKと拮抗するため、納豆やビタミンKの食事制限をともなう PT-INR によるモニタリングを要する
プラザキサ®	ダビガトラン	食事制限なし PT-INR によるモニタリングが不要	ワソラン®（ベラパミル）と併用の場合減量しなくてはならないなどコントロールが難しい 簡易懸濁不可 通常投与量 300mg/ 日、減量投与量 220mg/ 日、半量ではないことに注意
イグザレルト®	リバーロキサバン	1 日 1 回内服で OK	飲み忘れによる血栓リスクが高い 通常投与量 300mg/ 日、減量投与量 220mg/ 日、半量ではないことに注意
エリキュース®	アピキサバン	1 日 2 回服用 簡易懸濁できる 腎機能低下例でも使用できる	飲み忘れに注意
リクシアナ®	エドキサバン	1 日 1 回服用 OD 錠が発売されている 簡易懸濁できる 粉砕が可能	

▌おもな硝酸薬

商品名	一般名	特徴・効果	気をつけよう
ニトロペン®舌下錠	ニトログリセリン錠	作用は強力 耐性化しやすく効きづらくなる 通常1回の服用で1～2分後に効果発現。5分ほど経過しても効果がない場合は5分ごとに計3回まで服用追加ができる	必ず座った状態で使用すること
ニトロール®錠	硝酸イソソルビド錠	効果はニトロペン®より優しい	
ミオコール®スプレー	ニトログリセリン		
ニトロール®スプレー	硝酸イソソルビド	口腔内でもOK 舌下が難しい場合重宝する 3分ほどで効果が発現	
フランドル®テープ	硝酸イソソルビド	24時間、または48時間ごとに貼り替え（基本は1日1回1枚でOK）	切っても使用することができる 貼付剤のため、急激な血中濃度上昇がない かぶれや皮膚トラブルに注意
ミリステープ®	ニトログリセリン	12時間ごとに使用可（1日2回1回1枚）	
ニトロダーム®TTS®	ニトログリセリン	1日1回1枚（効果不十分の場合は2枚に増量可）	切ったら使用できない（増量はできるが、減量ができない） 貼付剤のため、急激な血中濃度上昇がない かぶれや皮膚トラブルに注意 電気的除細動の際には除去が必要

● 術前に中止・検討する薬や食べ物

◆カフェイン類：冠動脈拡張作用が弱まり正確な結果を得ることができないため、アセチルコリン負荷やFFR検査では、検査の12時間前から摂取を控えてもらうよう説明しておきます。

◆カルシウム拮抗薬：冠攣縮性狭心症の確定診断のためのアセチルコリン負荷試験前には、内服を中止します。負荷試験前に内服していると、誘発試験で冠攣縮を誘発しづらくなるため、あえて内服を中止します。

発作予防のためにカルシウム拮抗薬を内服

◆ビグアナイド系糖尿病薬：緊急時以外は術後48時間の休薬となります。事前に内服止めの指示があるか確認します。

カテーテルでヨード造影剤を使用することにより乳酸アシドーシスを起こすことがあります。

◆抗凝固薬、抗血栓薬：ペースメーカの植え込みなど、切開をともなう処置の時は事前に凝固線溶系の検査データ（おもにAPTT、PT-INR）を確認し、中止するかどうか医師に確認します。

（濱田亜希子／三浦真由子）

┃ カテ室でよく使われる薬

┃ おもな緊急薬剤

商品名	一般名	適応	作用
リドカイン静注用 2%シリンジ	リドカイン	期外収縮（心室性）、発作性頻拍（心室性）、急性心筋梗塞時および手術にともなう心室性不整脈の予防	Na チャネル遮断薬
アトロピン注 0.05%シリンジ	アトロピン	迷走神経性徐脈および迷走神経性房室伝導障害、そのほかの徐脈および房室伝導障害	副交感神経を遮断し、迷走神経を阻害する心拍数を増加させる
アドレナリン注 0.1%シリンジ	アドレナリン	急性低血圧またはショック時の補助治療心停止の補助治療	交感神経の α・β 受容体に作用し、血圧と心拍数を上昇させる
ノルアドリナリン®1A/ 生食 20mL(作成)使用方法：0.5mL ずつ静注	ノルアドレナリン	急性低血圧の補助治療	おもに α- 受容体に作用し、血管収縮作用を発揮し、血圧を上昇させる

┃ 非緊急時に使われる薬

商品名	一般名	適応	副作用
キシロカイン®	リドカイン	局所麻酔 Na^+ チャネルの開放阻害により末梢神経の興奮伝達を可逆的に阻害して、効果を発揮	アナフィラキシーショック血中濃度が一定以上に達すると、中枢神経系と心血管系症状などの中毒症状が出現する
ヘパリンナトリウム	ヘパリンナトリウム	アンチトロンビンIIIと複合体を形成し、凝固因子の働きを阻害し抗凝固作用を促進する	出血傾向の増大HIT（ヘパリン起因性血小板減少症）などにともなう Plt（血小板数）減少・血栓症の発症
ニコランジル	ニコランジル	冠動脈拡張作用虚血心筋保護作用	頭痛、顔面紅潮、めまい、動悸、頻脈、血圧低下
ニトロール®	硝酸イソソルビド	冠動脈拡張作用冠攣縮寛解作用	血圧低下、頭痛
ニトプロ®	ニトロプルシドナトリウム	冠動脈拡張作用冠血流量増加作用	頻脈、不整脈、過度な血圧低下

4章

心臓カテーテル看護はこうする！

（増田愛子／三浦真由子）

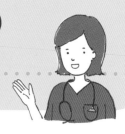

病棟での心カテ前の看護

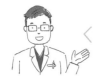
カテーテル検査・治療は開胸手術に比べて創は小さいけれど、意識がある状態（局所麻酔）で行われることが多いため、精神的な侵襲が大きくなるよ。

患者さんの受け入れ状態の確認

職人なので腕ではなく鼠径穿刺にしたい、入室まではかつらをつけたいなど

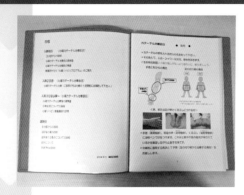

◆心カテ検査・治療の目的や穿刺部位の理解、本人・家族の希望、医師からの説明内容とその理解を確認します。

◆受け入れが困難だったり、不安、疑問の訴えが聞かれる場合には、再度医師から説明してもらいましょう。

◆心カテに必要とされる同意書類がそろっているか、カテ室出棟前に確認します。

◆継続看護のためにも、カテーテル時の希望だけでなく、患者さんの生活背景や羞恥心なども理解しておく必要があります。

穿刺部位の準備

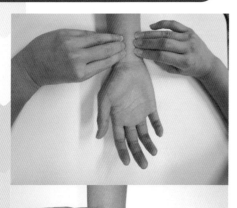

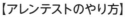

【橈骨動脈穿刺の場合】

◆事前にアレンテストを行います。

◆穿刺側にネームタグが付いている場合には、反対側へ付け替えておきます。

◆カテ室入室前に、穿刺予定部位にリドカインテープを貼付します。

【アレンテストのやり方】

❶橈骨動脈と尺骨動脈を両方同時に圧迫します。

❷約10秒、グーパーをしてもらいます。手のひらが白くなっているのを確認します。

❸尺骨動脈側の圧迫を解除します。橈骨動脈はそのまま押さえておきます。

❹10秒以内に手のひらに赤みが戻ってくれば、これを陽性と判断し穿刺可能と考えます。

❺蒼白なまま赤みが戻ってこない場合は、陰性と判断し穿刺には選択されません。

なぜ？なに？ ギモン解決！

Q. なぜアレンテストをするの？

手のひらの血管走行

A. 手の動脈は親指側から橈骨動脈が、小指側から尺骨動脈が走行し、手のひらでループを描き、末梢血管へ血液を運んでいます。万が一、橈骨動脈がカテーテルの影響で閉塞してしまった時に、尺骨動脈からの血流があれば末梢の血流が確保できます。尺骨動脈からの血流が確認できなければ橈骨動脈穿刺は選択できません。

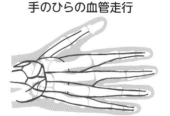

【鼠径部穿刺の場合】

◆両足背動脈触知の有無を確認し、拍動が触れる部分にマーキングし、左右差の有無も確認します。

◆カテ後に足背動脈の拍動に左右差があれば、動静脈瘻や動脈閉塞が起きている可能性があります。 p.107

◆カテーテル後の安静時間のことも考慮し、床上排泄が可能か否か患者さんと相談しておく必要があります。

◆清潔野確保、固定時のテープ貼付、はがす時の皮膚への影響を考慮し、必要時除毛します。

床上排泄ができない場合、検査・治療が長時間になると思われる場合は、膀胱留置カテーテル挿入やコンドーム型カテーテルの装着を考慮しよう。

↓ 心カテ前の病棟での確認

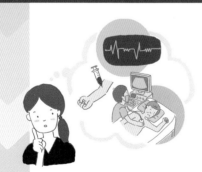

【事前に必要な検査を終了しているか（入院時に確認）】

◆カテ前後で心電図を比較します。

◆特に、治療後は必ず心電図フォローを行い、ST変化を追っていきます。

◆採血データ、経食道心エコーなどの検査所見があることを確認します。

血液型、感染症、血清クレアチニン、eGFR

【術前輸液開始指示】

◆ カテーテル検査・治療では造影剤を使用します。

◆ 腎機能が低下した患者さんでは、腎臓への負担軽減や脱水予防の目的で、事前に生理食塩水などの投与の指示が出ます。

◆ 低心機能や心不全症状が強い場合や透析患者さんの場合には、水分投与には注意が必要です。

> 採血データ：クレアチニン、eGFR（eGFR値が 50 以下は腎機能低下例と考えます）。補液を行うことで造影剤の排出を促します。

> 余分に水分が貯留してしまうため注意

【点滴挿入の注意点】

◆ 穿刺部位が決定したら、入室前に必ず点滴用の針を挿入します。

◆ 穿刺部位が右橈骨動脈である場合、点滴は左手に挿入しましょう。

◆ カテ室での急変時、大量に輸液を要する場合があるので、22G 以上の針を挿入しておくことが望ましいです。

【輸液ライン穿刺側】

◆ カテーテル穿刺部位を確認し、橈骨動脈アプローチの場合は、清潔野が確保できるように穿刺側とは反対の腕に輸液ラインを挿入するようにします。

◆ 穿刺側に針を留置せざるを得ない場合は、穿刺部位の清潔野が十分確保できる部位を考慮し挿入します。

> 麻痺側や透析のシャント

【術前投与薬・中止薬】

◆ p.48 参照。

【既往歴・アレルギー】

◆ 喘息、造影剤アレルギーのある患者さんは、事前にステロイド剤の投与を検討します。

◆ ラテックスアレルギー、ラテックス・フルーツ症候群の場合、天然ゴム製品の使用を禁止するなど膀胱留置カテーテルや固定テープ、伸縮性包帯の種類に注意します。

> 造影剤によるアレルギーの発現率が健常者に比べ 10 倍

【せん妄予防のスクリーニング】

◆ 病棟で行われている CAM-ICU（confusion assessment method for the ICU）や MoCA-J（Montreal Cognitive Assessment 日本版）などのスケールから、カテーテル時の患者さんの安静・安全が保てるよう気をつけましょう。

【食事時間・形態の調整】

◆ カテーテル検査・治療前は食止めになります。

◆ カテーテルの時間に応じた食事止め時間の確認をし、患者さんと共有します。

◆ 穿刺部位・カテーテル後の安静度によって、カテ後に臥位で食事を摂取しなければならない場合もあります。食事しやすいよう、食事形態に配慮し調整しておきましょう。

> 検査・治療中に急変して挿管になった場合や嘔吐した時の誤嚥予防のため

> おにぎりやサンドイッチなど

【カテーテル室への移動手段】

◆患者さんの病態に合わせた移動方法を考えます。カテ室では患者さんにカテーテル台へのぼってもらうので、転倒リスクがある場合は、安全を優先してベッド入室を考慮します。 ···· 階段をのぼれない、失神歴がある、前投薬がある

◆ベッド入室の場合には、事前にカテ室へ連絡を入れておきます。

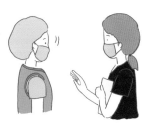

【カテ室へ申し送る特記事項】

◇難聴、補聴器の有無、シャント側、麻痺、乳がん既往などによる血圧測定やライン挿入に関する制限、認知症による安静保持不可などを伝えます。

↓ 退院支援に向けたアプローチ

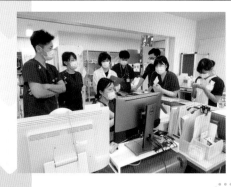

◇冠動脈疾患では繰り返し狭窄を起こす人、弁疾患では繰り返し心不全を起こす人がいます。

◇繰り返さないために、入院後すみやかに患者さんの情報収集を行い、退院へ向けた生活指導や、生活支援・社会的資源活用の検討など他職種を巻き込んで退院支援をはじめます。

リハビリ科、栄養科、ソーシャルワーカーなど

診断カテーテルで、後日治療が必要と判断され、その治療を待機している患者さん

待機的治療前の患者さんには、安静度の確認、また安静度を考慮した看護が必要になるよ。

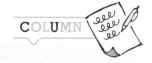

COLUMN

被ばくを防ごう

◆カテーテル室で行われる検査・治療はX線が照射されている状態で行われます。患者さんだけではなく、医師、看護師をはじめとするコメディカルスタッフも被ばくします。職業被ばくといわれ、医療者には被ばく量を測定する線量計を定められた位置に装着すること、プロテクターを着用することが義務付けられており、被ばく限度量が定められています。

◆いちばん気をつけなければいけないのは、患者さんから跳ね返ってくる散乱線です。
被ばく三原則（遮蔽、時間、距離）を守りながら、いかに自分の被ばくを少なくしながら看護に当たるかが大切です。

◆男性は腹部に、女性は胸部に線量計を装着し、毎月被ばく線量をモニタリングしています。人体は水晶体、甲状腺、生殖器に被ばくによる影響を大きく受けます。そのため、ゴーグル、ネックガード、プロテクターを正しく装着します。

実行線量限度：① 100mSv/5 年かつ 50mSV/ 年、②妊娠可能な女子については 5mSV/3 カ月
等価線量限度：目の水晶体 150mSv/ 年、皮膚 500mSv/ 年、妊婦の腹部表面 2mSV/ 妊娠診断時から出産までの間

【被ばく三原則】

遮蔽	・カテーテル室勤務時はプロテクター、ネックガード、ゴーグルを装着（自分に合ったサイズのもの）。 ・背中を向けて作業をすることがあるかもしれないので、前半身だけのものではなく、全身を覆うものが望ましい。 ・防護板の後ろに立つ。
時間	・できるだけ透視下にいる時間を短くする。 ・患者さんの状態が安定している時には、カテ室から出て様子を見ていてもよい。
距離	・放射線には、「逆 2 乗の法則」というものがある。距離を 2 倍とれば被ばく量は 4 分の 1 に、3 倍とれば 9 分の 1 になる。離れれば離れるだけ被ばく量は減っていく。 ・カテーテル検査・治療はほとんど覚醒下で行われ、患者さんが何か伝えようと目で訴えてくることもしばしばある。すぐに患者さんに近寄るのではなく、透視が出ていないか確認し、立ち位置を考えて近づくだけでも被ばく量は圧倒的に減らすことができる。

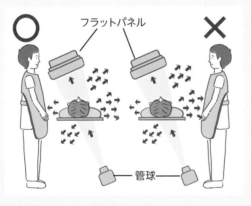
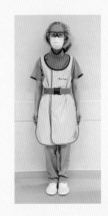

右のほうが患者さんの様子を観察したり話しかけたりしやすいけど、被ばく量は多くなるよ。
だから、管球と反対側から観察・話しかけたほうがいいね！

（濱田亜希子／三浦真由子）

● カテ室入室前の準備

↓ 室内の準備

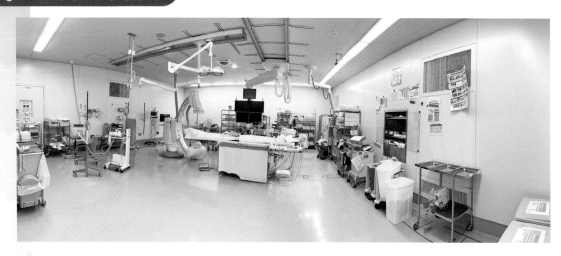

【カテ室設備配置図】

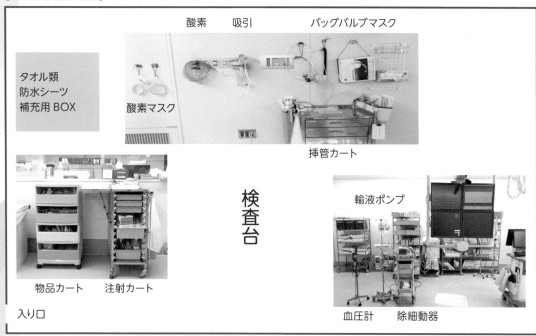

酸素　吸引　バッグバルブマスク

タオル類
防水シーツ
補充用 BOX

酸素マスク

挿管カート

物品カート　注射カート

検査台

入り口

輸液ポンプ

血圧計　除細動器

◆セッティングされている医療機器が使用できるか、薬剤や物品カートの不足がないかを確認するため、就業前点検を実施します。

◆患者入室時の室温は 26℃とし寒さ対策を行います。

◆検査台の上は、バスタオルなどの保温できるものを準備します。

◆検査台が血液などで汚染されないように防水シーツを敷き、各穿刺部位に合わせた準備を行います。

4章

心臓カテーテル看護はこうする！

↓ 器械台の準備

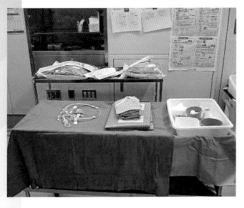

◆消毒液、局所麻酔、ヘパリン加生食、ニトロール®などの薬剤は看護師が準備します。

◆器械台へ物品、薬剤を出す際には、清潔操作で実施し清潔野に触れないようにします。

【器械台上の物品】

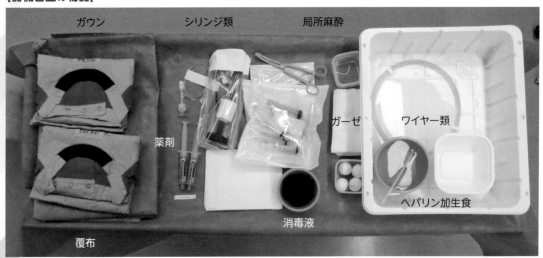

ガウン　シリンジ類　局所麻酔　薬剤　ガーゼ　ワイヤー類　消毒液　覆布　ヘパリン加生食

↓ 患者確認

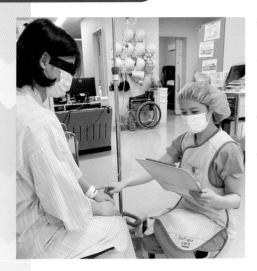

◆担当の看護師が、カテーテル申込用紙を持参し患者さんを迎えに行きます。

◆まず、ご本人確認のために患者さん自身にフルネームと生年月日を名乗っていただき、その際に、ネームバンドを確認し、誤認予防をします。

◆身体に貴金属類が装着されていないか確認し、装着されている場合には、その場で外します。

◆眼鏡は、カテ室までの移動の間装着していただき、カテ台へ移動が終わり次第外します。

（増田愛子／三浦真由子）

部屋案内から
カテ台への誘導

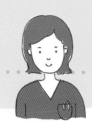

↓ 患者入室へ

【歩行移動の場合】

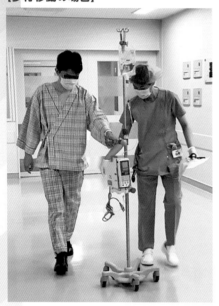

◆入室時、患者さんは検査・治療に不安を感じたり、緊張していることが多いため、笑顔で応対し緊張の緩和に努めることが必要です。

◆患者入室時のカテ室内の室温は26℃設定とし、検査・治療開始時にはカテ室内の機器管理のために室温は22～24℃前後に設定します。室温を下げた後は、冷感に配慮し、バスタオルなどで保温するようにします。

◆何かを実施する前には、患者さんが不安を感じないように適宜説明を行います。

◆足台およびカテ台は狭く移動に危険をともなう場合があるため、安全に誘導できるように適宜声かけをしながら行います。

◆患者さんがカテ台に移動する際は、転倒転落に十分注意し移動します。

◆末梢ルートが挿入され、点滴が投与されている場合、移動前後の挿入部の状態・滴下の状況を確認し、確実に薬剤投与ができていることを確認します。

【車椅子移動の場合】

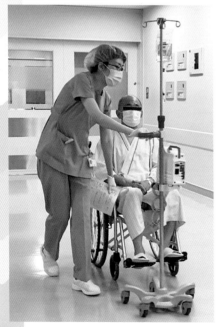

【ベッド移動の場合】

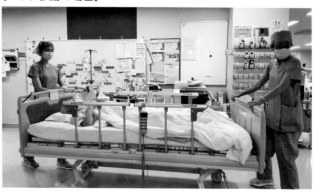

↓ 穿刺部の消毒準備

◆穿刺部位の動脈触知が可能であるかを確認します。

◆穿刺部位の消毒は、穿刺する部位を中心に必要な範囲を広範囲に行います。

◆鼠径部の場合は、両側を消毒します。

◆使用する消毒液は、アレルギーや禁忌薬でない場合は、ポピヨドン®液 10％を使用します。アレルギーがある場合は、クロルヘキシジングルコン酸塩エタノール、0.02％マスキン®水を使用します。

◆消毒終了後は、自分で動くことができなくなることを伝え、周囲に医療スタッフがいるので必要時は必ず声をかけるように依頼します。

▎橈骨動脈穿刺の場合

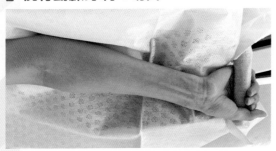

❶専用の手台を用いて、手首を伸展させて固定します。

❷手首や腕全体に負担がなく、できる限り安楽に良肢位を保持できるようにします。

▎上腕動脈穿刺の場合

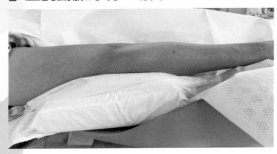

●タオルやクッションを用いて、肘関節を伸ばし、やや挙上するように固定します。

▎大腿動脈穿刺の場合

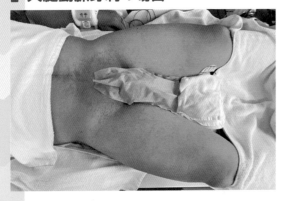

❶両足を肩幅程度に開き、わずかに外旋するようにします。

❷膝裏上と足首にクッションを挿入し、褥瘡予防、良肢位の保持を行います。

❸消毒範囲が広いため、羞恥心に配慮しバスタオルなどを使用し不必要な露出を避け、短時間で実施できるようにします。同時に、保温に努め寒さ対策を行うようにすることが大切です。

（増田愛子／三浦真由子）

● 検査・治療中の看護

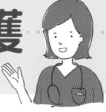

↓ タイムアウト

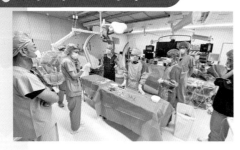

◆検査・治療に関わる医師、看護師、コメディカルスタッフ全員で行います。
◆カテ申込書の内容に基づき、ID、患者氏名、生年月日、検査・治療内容、穿刺部位（左右も含めて）、感染症、アレルギーの有無などを全スタッフで共有します。

↓ 穿刺

カテーテルを出し入れする管
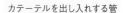

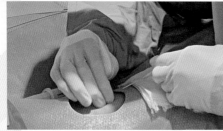

◆入室後に、事前に穿刺部位の動脈触知を確認します。
◆局所麻酔薬（1％キシロカイン®）を使用し、シースを挿入します。
◆穿刺、シース挿入の際には、疼痛をともないます。
◆疼痛による迷走神経反射（ワゴトニー）が出現する可能性があるため、バイタルサインや患者さんの表情に十分注意し観察する必要があります。
◆処置を行う時は、患者さんの緊張や不安を和らげられるように具体的に実施内容を説明します。

> 「これから局所麻酔を行います」
> 「針を刺すとき少し痛みます」
> 「管が入るとき少し押される感じがします」

↓ 検査・治療中の観察

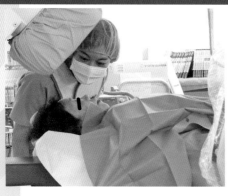

【観察のポイント】
◆手技の内容、進行状況を理解しながら観察することが大切です。
◆患者さんは、検査・治療に不安や緊張を感じています。
◆看護師は患者さんの表情やモニターから全身状態変化を察知します。
◆検査・治療中は、患者さんの表情やバイタルサイン、心電図変化に注意し、異常や合併症の早期発見に努めることが重要です。

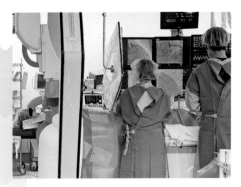

◆患者さんに声をかける時は、タイミングに注意し行います。
◆できるだけ声かけを控えるか、少し遠い位置からの声かけ
を行う必要がある場合もあります。

・放射線被ばくのリスクが高い場面や手技中
・治療中のバルーンやステントの位置決め時

会話や呼吸変動で治療に影響が出る場合もあるため、
注意しよう！

■ モニタリングのポイント

●入室後は心電図、パルスオキシメータを装着
●入室時の血圧・脈拍（心拍数）は、検査・治療中のバイタルサイン変化の指標となるためきちんと把握
●動脈シース挿入後は、持続的に動脈圧のモニタリングが可能
●ポリグラフのモニタリングは、患者さんの状態を把握し、異常の早期発見をするためにとても大切
●患者さんの訴えとともに、バイタルサインの変化と 12 誘導心電図（不整脈の出現や ST 変化）に十分注意することが重要
●心電図変化は、入室時と比較しどのように変化しているか？ 何が起こっているのか？ をアセスメントし、確認しながら観察

検査・治療中は間近で患者さんの表情などを観察しにくい状態

ワイヤー操作や POBA やステント留置時は、冠動脈が一過性に虚血状態になり胸部症状が出やすくなります。

多数の生体情報や生体信号を電気的または物理的な信号として測定・記録する装置

【ポリグラフ】

血圧 ↓心拍数

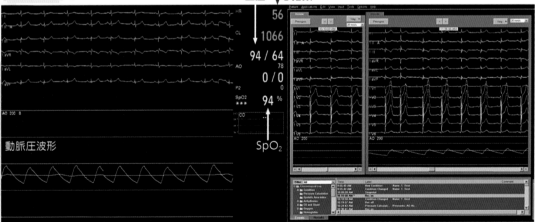

動脈圧波形

SpO₂

【冠動脈造影】

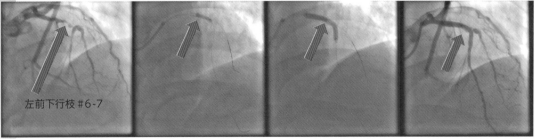

左前下行枝 #6-7

| 治療前 | バルーン拡張中 | ステント留置中 | 治療後 |

▌ カテ中に起こりやすいこと

異常の早期発見、早期対応のために、
シネ画像とともにモニタリングをしっかり行おう！

●検査・治療を受ける患者さんは、慣れない環境や不安などからとても緊張している。顔面蒼白・冷や汗・嘔気、嘔吐などの症状、血圧低下や徐脈がないか注意してモニタリングを行う。

最初の穿刺の際、痛みと緊張から迷走神経反射を起こすことがあります。

●検査・治療には、造影剤や血管拡張薬などの薬剤を使用する。薬剤使用において最も重要な副作用は、アナフィラキシーショック。薬剤使用時は、モニタリングを行いながら自覚症状と合わせて、バイタルサイン変動、SpO$_2$変化を確認することが大切。

●検査・治療中のカテ操作・ワイヤー操作、IVUS、OCT/OFDI、血管内視鏡などの検査時、バルーン拡張時、ステント留置時は、一過性に虚血状態となり強い胸痛が出現しバイタルサインの変動があったり、心電図変化が起きやすいため、注意してモニタリングを行う。また、不整脈も起こりやすいため注意が必要。

徐脈、房室ブロック、心室細動、心室粗動

●冠動脈のトラブルにおいても早期発見のために、モニタリングは重要。

穿孔、解離、側枝閉塞、slow flow・no reflow

COLUMN

ACT…PCI の時に大切なこと
（エーシーティ）

◆血管内に挿入されるさまざまな医療機器は、血栓が付着する原因になるため、それを予防するためにヘパリンを投与します。

◆ヘパリン投与は体重から必要量を計算し、末梢ラインまたはシースより投与します。

◆投与量の目安は、当院では 100 単位 /kg 程度としています。

◆ヘパリン投与後は、1 時間タイマーでカウントし、30 分から 1 時間ごとに医師に声をかけます。

◆適宜 ACT の値を確認し、ヘパリン追加の有無を医師に確認します。

◆治療中における ACT 測定のタイミングは、1 回目のバルーン拡張時までが望ましく、ACT 値が 250〜300 以上に推移するようにしておくことが重要です。

■ACT 測定器の表示画面の一例

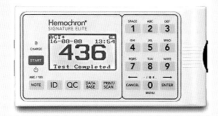

ACT（activated clotting time：活性凝固時間）
血液凝固能の測定方法で、簡便に短時間で凝固能の測定が可能です。

ヘパリンの作用開始時間、半減期など考慮し、
適宜医師に声をかける必要があるよ！

▌看護記録

【診断カテの記録例】

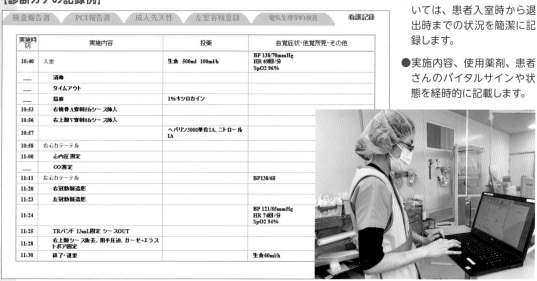

| | 検査報告書 | PCI報告書 | 成人先天性 | 左室容積登録 | 電気生理学的検査 | **看護記録** |

実施時刻	実施内容	投薬	自覚症状・他覚所見・その他
10:40	入室	生食 500ml 100ml/h	BP 138/70mmHg HR 69回/分 SpO2 96%
—	消毒		
—	タイムアウト		
—	局麻	1%キシロカイン	
10:53	右橈骨A穿刺5frシース挿入		
10:56	右上腕V穿刺6frシース挿入		
10:57		ヘパリン3000単位IA、ニトロールIA	
10:58	右心カテーテル		
11:00	心内圧測定		
—	CO測定		
11:11	左心カテーテル		BP138/68
11:20	右冠動脈造影		
11:23	左冠動脈造影		
11:24			BP 121/85mmHg HR 74回/分 SpO2 94%
11:25	TRバンド 13mL固定 シースOUT		
11:28	右上腕シース抜去、用手圧迫、ガーゼ+エラストポア固定		
11:30	終了・退室	生食60ml/h	

●カテーテル検査・治療においては、患者入室時から退出時までの状況を簡潔に記録します。

●実施内容、使用薬剤、患者さんのバイタルサインや状態を経時的に記載します。

【治療カテの記録例】

| 報告書 | 成人先天性 | 左室容積登録 | 電気生理学的検査 | **看護記録** |

実施時刻	実施内容	投薬	自覚症状・他覚所見・その他
09:00	入室	生食 500ml 100ml/h↓	BP 143/90mmHg HR 44回/分 SpO2 98% 意識レベルクリア 入室時N560mlシロ投与中
—	消毒		
—	タイムアウト		
—	局麻	1%キシロカイン	
09:12	左橈骨A穿刺6frシース挿入	NTRICCIA HP6000単位IV バイアスピリン100mg1錠内服	穿刺BP108/48mmHg
—	PCI to LAD		
09:30	LCAG		
09:35	GW in cross (本幹) スムーズ		ECGよりV1-3ST上昇 胸部症状なし
09:37	~IVUS~		
09:45	ACT測定		ACT1689
—	GW in cross (D1)		
09:48		HP2000単位IV(Total 8000単位)	
10:04	~IVUS~		
09:51	~POBA~< Ikazuchi zero 3.0/10mm > inflate		
10:06	~POBA~< Ryurei 1.5/10mm > inflate		
—			BP 127/69mmHg HR 47回/分 SpO2 98% 意識レベル クリア 胸部症状なし
10:28	TRバンド 13mL固定 シースOUT		
10:00	~C B~< Wolverine 3.5/10mm > inflate		
10:11	~DEB~< Sequat Please 3.5/20mm > inflate		inflate中ECGよりV1-3ST上昇 胸部症状なし
10:35	終了・退室	N560ml/hへ戻す	
10:15		NTK1cc IC ニトプロ8mg IC	BP141/46mmHg 胸部症状なし
10:20		ニトプロ8mg IC	
10:15	~IVUS~		
10:25	LCAG		

●治療中の看護記録も診断カテ同様に実施内容、使用薬剤、患者さんのバイタルサインや状態を経時的に記載します。

●特にバルーン拡張時やステント留置の際、どのタイミングでどのような状況になっているか？ 患者さんの訴えや状況、胸部症状の有無、心電図変化、バイタルサインの変動を詳細に記載することが大切です。

↓ 止血の介助

■ 橈骨動脈穿刺の場合

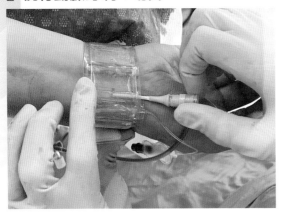

❶ シース挿入部に合わせて止血器具（TR バンド™）を巻きます。

❷ 専用シリンジを用いて空気を 13mL 注入します。空気注入後、シースを抜去します。

❸ TR バンド™ はマジックテープでの固定のため、はがれたりしないようにテープを貼付し固定します。

❹ 手首の屈曲をさけるために、シーネを装着します。

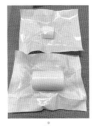

■ 上腕動脈穿刺の場合

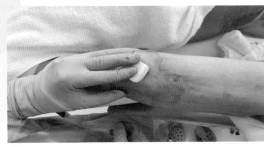

❶ 消毒液をぬれタオルで拭き取ります。

❷ 穿刺部位に、アンギオ止血綿（小）を乗せ、①②③の順で伸縮性のあるテープで固定します。

❸ マジック固定のできる青ベルトを巻き、医師に強さを調整してもらいます。

❹ 肘部が屈曲しないように、シーネを装着します（④）。

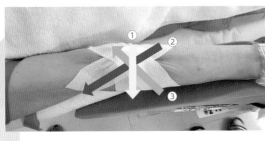

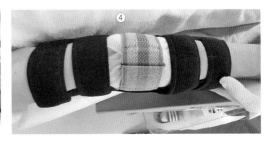

■ 大腿動脈穿刺の場合

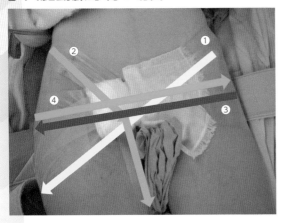

❶ 消毒液をタオルで拭き取り、かぶれ予防にリモイス®コートをテープ固定部位に吹きかけます。

❷ 穿刺部にアンギオ止血綿を乗せ、対側前腸骨棘直上から①②③④の順でテンションをかけながらテープで固定していきます。固定後、足背動脈が触知可能であることを確認します。

❸ 計 4 本で固定後、足背動脈を触知しながらアンギオ止血綿を圧迫します。圧迫時に、足背動脈の触知ができなくなればロール固定位置は正確です。

● 止血介助時の患者説明ポイント

【橈骨動脈穿刺】

◆ TR バンド™ のマジックテープとカフ部分を固定する際は、穿刺点が観察できるようにテープを貼付します。

◆ 起き上がる時、検査台から降り車椅子移乗する際には、手首を曲げたり、手をついたりする動作をしないように説明します。 ⋯⋯ バンドがずれて出血リスク↑

◆ 移動の際は、穿刺側に立ち、介助を行うようにします。

【上腕動脈穿刺】

◆ 青バンドで固定した後、橈骨動脈がしっかりと触知できることを確認します。皮膚の色調変化やしびれ、疼痛の有無を観察します。 ⋯⋯ バンドの締めすぎ

◆ 起き上がる時、検査台から降りる時は、肘部を保持し過度に力が加わらないように移動介助を行います。

【大腿動脈穿刺】

◆ 腰を浮かせたり腹圧をかけるなどの動作で力を入れないように説明します。 ⋯⋯ 出血リスク↑

◆ 穿刺側は、安静解除となるまで自力での足の屈曲などの動作はしないように十分に説明します。 ⋯⋯ 固定がずれて出血リスク↑

◆ 足先のしびれや冷感、感覚麻痺などを自覚した場合には、すみやかに看護師に知らせるように伝えます。

● 合併症・急変への備えと対応

◆ 心臓カテーテル検査・治療は、侵襲的な検査・治療であるため、合併症や急変が起こる可能性があります。

◆ 特に、カテ室看護師は、検査・治療中に起こりうる合併症や急変を予測し、観察やケアを行い、異常の早期発見、早期対処が求められます。

◆ おもな合併症として、迷走神経反射（ワゴトニー）、薬剤性ショック（造影剤アレルギーなど）、血栓・塞栓症、致死的不整脈、心タンポナーデ、穿刺部合併症（出血・血腫）、感染症、心原性ショックなどが起こる可能性があります。

◆ もしカテ室でこれらの合併症が起きてしまったら？…重要なのは、どう対応するのか、どのように応援を呼ぶのかなどの連絡系統などを整備し迅速に対応できるようにすることです。

合併症や急変はめったにないかもしれないけど、いつ起こっても行動できるように、日頃からマニュアルを確認し、それぞれの合併症に対応できるようにしよう！

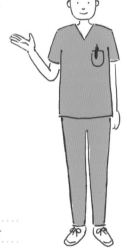

▮ 急変時使用薬剤の準備

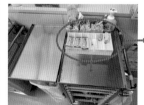 →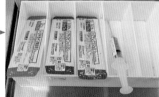

● カテ中の徐脈・不整脈・血圧低下に備えてすぐに使用できるように、薬剤カートの上段に緊急薬剤を準備しておきます。

● それぞれの薬剤の使用用途をしっかり把握し、急変に備えることが重要です。

カテ中の不整脈出現時の備え
徐脈、心室細動、心室粗動など

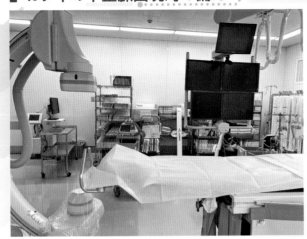

各部屋ごとにセッティング位置が違うと緊急で使用する場合に、混乱するため、できるだけ全室同じ位置に置きます。

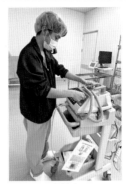

点検中

●救急カート、除細動器を各部屋に備え、すぐに使用できる位置にセッティングします。

●除細動器はすぐに使えるように毎朝点検を行います。

●検査・治療中は電源 ON にし、使用可能な状態にしておきます。

●検査・治療中、心電図上に異常波形を認めたら、あわてずに、バイタルサイン、意識レベル、呼吸状態（SpO_2 値）を確認し、必要に応じた処置を行います。

●特に検査・治療中は、モニター波形を注視し、異常の早期発見・早期対応ができるようにすることが重要です。

4章

心臓カテーテル看護はこうする！

緊急時の気管挿管の備え

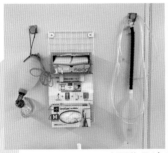

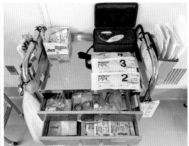

必要物品がそろっているか確認

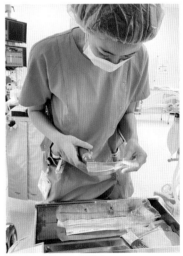

●緊急で気管挿管が必要になった時に備えて、必要物品チェックや使用方法、介助方法を念頭におくことが重要です。

●使用物品は、いざ！ という時に故障していて使えないということがないように、毎日必ず始業前に点検するようにすることが大切です。

●挿管する時によく使われる薬剤もカテ室内に常備しておき、スムーズに準備できるようにしましょう。

点検中

ミダゾラム、プロポフォール、ロクロニウム、ベクロニウムなど

●急変時の対応マニュアルを作成し、周知するようにしましょう。

より迅速に対応することができるように、定期的に急変時のシミュレーションを実施することも大切だよ！

（増田愛子／三浦真由子）

検査・治療終了後の カテ室看護

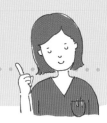

⬇ 検査台からの移動

【車椅子移動】

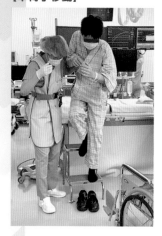

【橈骨動脈、上腕動脈穿刺の場合】

◆検査台から起き上がる際にめまいやふらつきなどを起こしやすいため、症状の有無に注意し声をかけます。

◆転倒転落に留意しながら、車椅子へ誘導します。

◆穿刺側を使わないように、介助する際には穿刺側に立ち、移動するようにします。

【ベッド移動】

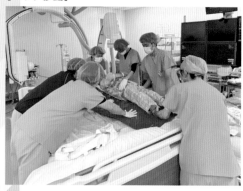

【大腿動脈穿刺の場合】

◆ベッドへの移動の際に、穿刺側の股関節が屈曲し圧迫点がずれないように体位に気をつけながら行うことが必要です。

◆ベッドへ移動する前に、移動はすべてスタッフで行うことを説明します。

◆移動後は、必ず止血部分からの出血の有無を確認します。

⬇ 申し送り

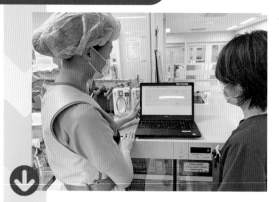

◆術中の検査・治療内容、バイタルサイン、使用薬剤、造影剤使用量、水分出納、アレルギーや合併症の有無、術中の症状の有無、止血方法、帰室後の安静時間、術後の点滴指示を病棟看護師へ申し送ります。

↓ 退出から病棟看護師の迎えまで

【車椅子移動】

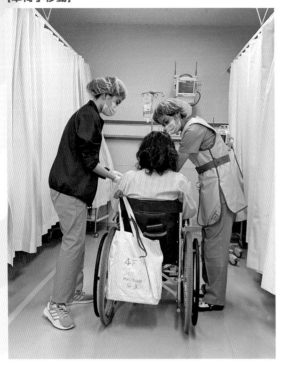

◆特に起こりやすいこととして、迷走神経反射（ワゴトニー）があります。

◆迎えが来るまでの間は、可能な限り担当看護師か看護助手が患者さんのそばにいるようにします。次の入室の準備などで患者さんのそばを離れる際は、患者さんに声をかけ、気分不快などちょっとした変化に備え、患者さんにナースコールを手渡し、何かあればコールするように依頼します。

◆迷走神経反射を起こしていたり、意識レベルの低下を認めた際には、ただちにストレッチャーに移動しモニタリングを開始し、バイタルサインをチェックします。

◆必要に応じて応援を呼び、医師の指示に従って迅速な処置を行うことが必要です。

【ベッド移動】

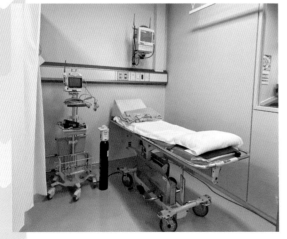

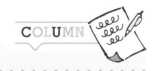

感染対策

◆感染対策の基本は、標準予防策を遵守することです。確実な感染予防対策の実施により、カテ室のスタッフを感染リクスから守り、さらには、患者さんも感染リスクから守ることができます。作業実施前の手指衛生、血液や体液などの汚染リスクがある場合には、しっかり個人防護具を使用し予防を行います。

◆カテ室の環境を清潔に保持することは、医療機器の清潔確保につながるため、日々の環境整備が重要となります。また、カテ室内で使用した医療機材や物品を決められた院内ルールに基づきごみの分別を実施することが、感染予防対策のひとつとなります。

■手洗い

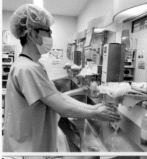

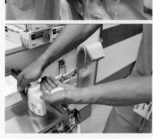

■個人防護具の装着

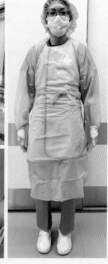

■ごみの分別

感染性廃棄物

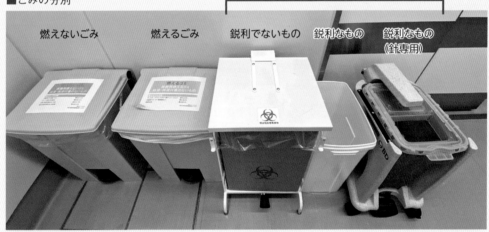

燃えないごみ　燃えるごみ　鋭利でないもの　鋭利なもの　鋭利なもの（針専用）

●感染性廃棄物とは、医療関係機関などから生じ、人が感染し、もしくは感染する恐れのある病原体が含まれ、もしくは付着している廃棄物またはこれらの恐れのある廃棄物です。（当院感染委員会定義より）

■感染性廃棄物の分類

鋭利でないもの	鋭利なもの	鋭利なもの（針専用）
段ボール容器橙色ハザードマークを使用 ガーゼ・絆創膏・シリンジ・マスク・手袋・エプロン・ディスポーザブルガウン・検体用コップ ＊カテ室ではシース・ワイヤーなどは段ボール容器に破棄	**メディカルペール（白色）黄色のハザードマークを使用** アンプル・バイアル・点滴ルート・輸液ルート・血液製剤ボトルなど	**赤色の針類専用BOX** 針・メス刃・留置針・翼状針など

（増田愛子／三浦真由子）

病棟での心カテ後の看護

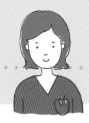

⬇ カテーテル検査・治療結果の確認

◆ カテーテル検査・治療後に新たに始まる内服薬や注射薬、輸液の流量や本数の確認を行います。
◆ 今後の方向性や術後安静度をカテ室看護師と共有します。

> 帰室時、3時間後、6時間後と約3時間ごとに採血を行い、CKが上昇から下降に転じることを確認

■ おもな術後の確認事項

採血フォローの有無	・カテーテル治療を行った場合、術後の心筋逸脱酵素（CK）の上昇、ピークアウト、術後血清クレアチニン上昇の有無を確認する。特に、急性心筋梗塞の緊急カテーテル治療終了後は数時間ごとに採血を行い、CKの値を追っていきピークアウトが確認できるまでは食事なども開始されない。 **数値が上昇から低下に転じたこと** ・造影剤の影響による造影剤腎症の確認のために、血清クレアチニンの値もみていく。造影剤投与後72時間以内に術前より0.5mg/dL以上または25%以上増加がみられれば、造影剤腎症（CIN：contrast induced nephropathy）とみなされる。
胸部症状	・心電図の変化とともに、胸痛の自覚症状を確認する。 ・特にカテーテル治療後は、治療中に流れ出たアテロームで末梢血管のフローが悪くなったり、留置したステントが急遽閉塞してしまう急性ステント血栓症（AST：acute stent thrombosis）などが出現することもある。
穿刺部位	・穿刺部位が鼠径、橈骨、上腕に関わらず、穿刺部のヘマトーマ（血腫）形成がないか確認する。 ・鼠径穿刺の場合：両足背動脈触知、左右差を確認する。 ・橈骨動脈穿刺の場合：止血デバイスによる末梢循環不全の有無を確認する。 ・上腕動脈の場合：ヘマトーマを形成しやすくなる。神経障害がないか確認する。
心電図フォロー	・特にSTの変化の変遷／推移をみていく。
遅発性造影剤アレルギー	・造影剤アレルギーは造影直後から数分後に出現することが多いが、まれに遅発性で出現する場合もある。 ・皮膚の比較的柔らかい部位に発赤や膨隆疹が出ることが多いが、重症となると、喘鳴が出現し咽頭浮腫から気道閉塞になることがあるため、全身の観察が大切。
迷走神経反射（vagal reflex）	・カテーテル検査・治療による緊張と穿刺による痛み、排尿の我慢、脱水など、交感神経と副交感神経のバランスが崩れることにより、迷走神経反射（ワゴトニー）を起こしやすくなる。 ・特に、カテーテル室ではシース挿入時、カテーテル後では帰室時や安静解除のタイミングで迷走神経反射を起こすことがあるため、患者さんの顔色、冷汗の有無、血圧低下、心拍数低下などを注意深く観察する。 ・症状出現時には、下肢挙上や輸液を全開投与し、必要時は硫酸アトロピンや20倍希釈ノルアドレナリン（1A/生食20mLで作成、0.5mLずつ静注）を静脈注射して対応する。 ・迷走神経反射の場合、血圧、心拍数ともに低下するが、血圧が低下し心拍数が上昇した場合には出血または心不全悪化徴候が考えられる。

なぜ？ なに？ ギモン解決！

Q. 12誘導心電図のST変化に注目するのはなぜ？

A. カテーテル治療が終わったのに患者さんが胸痛を訴えて、心電図をとってみたらSTが上昇していた、なんてことがあります。ステント内に血栓が付着して（ステント血栓症）、血流が悪くなったり、側枝がつぶれてしまったり、ということがまれに起こります（急性冠閉塞）。
心電図のどの誘導のSTが変化しているかを確認することにより、冠動脈のどの部分に狭窄があるのかある程度予測できますので、心電図をしっかり見て、患者さんがどの部位を治療してきたのかを把握しておきましょう。

Q. 迷走神経反射（ワゴトニー）って？

A. 人間の身体には自律神経というものが備わっています。自律神経は交感神経と副交感神経のバランスによって成り立っています。迷走神経はこの副交感神経のひとつです。

交感神経は血圧、心拍数を上げるなど活動する時に必要となる働きを担っている一方で、副交感神経は血圧や心拍数を下げ消化管の動きを活発にする働きをしています。緊張や不安、ストレスからこの交感神経が過剰に働くと、その働きを抑制しようと副交感神経が働きます。その時に自律神経がバランスを崩し過度に副交感神経が働いてしまう状態を、迷走神経反射といいます。

心拍数の低下、血圧低下に加え、顔面蒼白、冷汗、嘔気、腹部不快感を生じます。ひどくなると失神を起こすこともあります。検査・治療前・治療後は誰でも緊張するものです。患者さんの様子をよく観察し、徴候がみられたらすぐ対処できるようにしておくとよいでしょう。

↓ 安静解除

◆ 使用された止血器具のプロトコールに沿って、医師の指示のもと安静解除を行います。

安静解除後（とくに鼠径穿刺時）の初回歩行時は、穿刺部からの出血、肺塞栓などのリスクがあるため、歩行時付き添います。

シースの太さ、本数、止血デバイスによって異なります。

カテ後・治療後のアプローチ部位の違いごとの安静解除、バンド・ロールOUT　一覧表

	橈骨動脈(Ra) TRバンド 4,5,6Frシース	上腕動脈(Br)	上腕静脈(Br)	大腿動脈(Fe) ※2	大腿静脈(Fe)	
帰室時	床上安静	床上安静 肘部屈曲禁	床上安静 肘部屈曲禁	絶対安静	床上安静	帰室時
帰室30分後	カテ前の安静度まで拡大（安静解除）	カテ前の安静度まで拡大（安静解除）	カテ前の安静度まで拡大（安静解除）			帰室30分後
帰室1時間後				ベッドアップ30° 他力側臥位 可		帰室1時間後
帰室2時間後	TRバンド2cc減圧	圧迫ベルトを緩める	肘部屈曲可		カテ前の安静度まで拡大（安静解除）	帰室2時間後
帰室3時間後		圧迫ベルト除去 シーネ固定継続	ガーゼ固定解除 カテドレ貼付			帰室3時間後
帰室4時間後	TRバンド2cc減圧	圧迫ロール、シーネ除去、カテドレ貼付		カテ前の安静度まで拡大		帰室4時間後
帰室5時間後				ロールOUT カテドレ貼付		帰室5時間後
帰室6時間後	TRバンド除去					帰室6時間後

（一例）

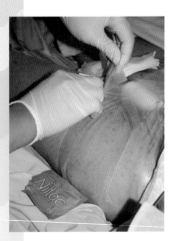

【鼠径部穿刺の場合】

● 絶対安静（他力・自力体位変換不可）1時間、床上安静（他力体位変換可）3時間、自力体位変換、下肢の屈曲可1時間、計5時間で止血綿圧迫解除となります。

● 鼠径部は出血予防のためにアンギオ止血綿とテープでしっかりと圧迫固定されています。

● 高齢の方は皮膚が脆弱なこともあり、はがす時に表皮が傷つきスキンテアを発生させてしまうことがあります。

● テープ貼布前には皮膚保護剤のスプレーを塗布したり、はがす時には、剥離剤（Niltac™）を使用し、愛護的にはがしたり、皮膚トラブルに気をつけます。

● イソジンで消毒し、絆創膏を貼付します。

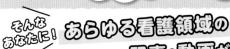
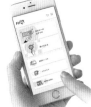
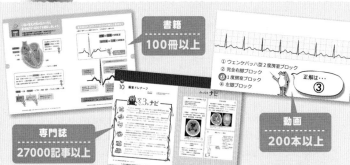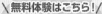

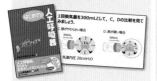
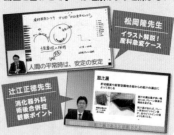

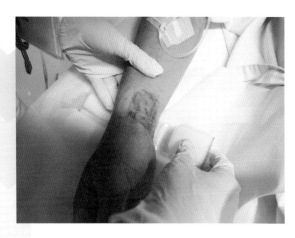

【橈骨動脈穿刺の場合】

● TR バンド®を使用します。

● 通常はエアー 13mL で固定されます。

● 2 時間ごとに 2mL ずつ空気を抜いていきます。問題なければ 6 時間後にバンドを外します。

● もしも、拍動に合わせてじわっと血液が出てくる場合には、抜いた分だけ戻し、1 時間後に再度空気を抜いていきます。

● バンドを外す時に一気に外してしまうと、皮膚への刺激で血餅がはがれ出血してくることがあるので、愛護的にはがしていくようにします。

● イソジンで消毒後、絆創膏を貼付します。

↓ 負荷試験

◆ 急性心筋梗塞の場合、採血データで心筋逸脱酵素（CK）のピークアウトを確認した後、患者さんの ADL を拡大していくための負荷試験を医師の指示のもと行います。

◆ 患者さんの病態にもよりますが、カモード（ポータブルトイレ）負荷試験、トイレ歩行負荷試験、50m 歩行負荷試験と徐々に活動範囲を広げていきます。

◆ 負荷前後で心電図・血圧・心拍数を確認し、医師確認のもと心電図変化、胸部症状がないこと、DP 比± 20%で負荷クリアとしています。

DP (double product：二重積)
負荷前の収縮期血圧と心拍数の積と負荷後（労作時）の収縮期血圧と心拍数の積から割り出した心臓への負担（心筋酸素需要量）のこと。
負荷前後の心電図変化の有無、DP 比± 20%以内で負荷試験クリアとしています。
【計算式】
負荷前 sBP ×心拍数÷ 1,000 ＝ A
負荷後 sBP ×心拍数÷ 1,000 ＝ B
B － A ＝ C
C ÷ A × 100 ＝ DP 比

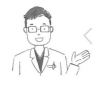

カテーテル後の初回排尿時には血圧が低下することがあるので、気をつけよう。

なぜ？ なに？ **ギモン解決！**

Q. グルカゴンを救急カートに？

A. 患者さんの急変時や重症アレルギー出現時にショックバイタルとなり、アドレナリンの投与を繰り返したにもかかわらず血圧が上がってこない、ということがあります。循環器疾患の患者さんは往々にして、β遮断薬を内服していることがあります。β遮断薬を内服している場合は、アドレナリンの効果が減弱されるので、その時にはグルカゴンの投与が有効である可能性があります。保冷庫には、グルカゴンを常備しておくとよいでしょう。

（濱田亜希子／三浦真由子）

第5章

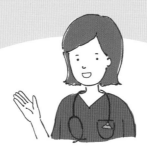

心臓カテーテルには
いろいろな検査が
ある！

● 右心カテーテル検査

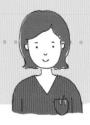

どんな患者さんに?

● 弁膜症や心筋症の患者さんで、心不全の評価のために行われます。

心房中隔欠損症などの欠損孔により、通常にはない血液の流れができること。
静脈血と動脈血が混ざり合ったり、心臓の中を流れる血流量が部分的に多くなることで体の負担となる場合があります。

どんな検査?

● 肺高血圧や各心房心室の圧測定や心内シャントの程度を評価するため、アクセスとして尺側皮静脈や大腿静脈を穿刺します。

カテーテル検査は、一般的に術者と補助者の2人で行います。

▌ 右心カテーテル検査におけるカテーテルの挿入

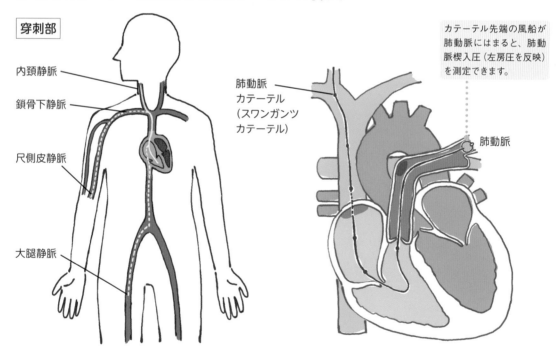

穿刺部

内頸静脈

鎖骨下静脈

尺側皮静脈

大腿静脈

肺動脈カテーテル（スワンガンツカテーテル）

カテーテル先端の風船が肺動脈にはまると、肺動脈楔入圧（左房圧を反映）を測定できます。

肺動脈

● 肺動脈カテーテルを挿入し、心内圧を測定します。

● 測定した値から心拍出量・心係数を計算できます。

● 酸素飽和度などを測定すると、心内シャント量を評価できます。

● 心筋症の診断のために、心筋生検を行います。

心臓のポンプ機能を表す値：体格の違いにより酸素摂取量が異なるため、心拍出量を体表面積で割る

p.88

▌ 肺動脈カテーテル

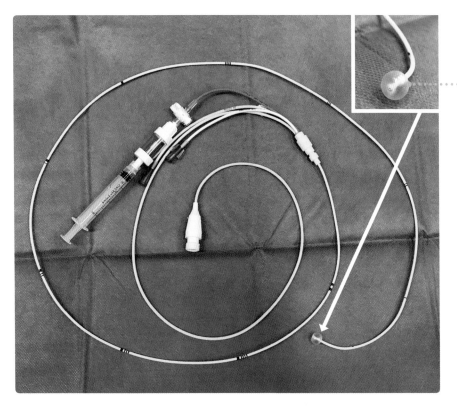

先端に風船が付いていて、血流にのって肺動脈まで挿入できます。

▌ フォレスター分類

心係数：CI(L/min/m²) ポンプ機能を表します。

Ⅰ群 正常な血行動態 肺うっ血（−） 末梢循環不全（−）	**Ⅱ群** 循環血液量（前負荷）が過剰 肺うっ血（＋） 末梢循環不全（−）
Ⅲ群 循環血液量減少が主 肺うっ血（−） 末梢循環不全（＋）	**Ⅳ群** ショック（血行動態が破綻） 肺うっ血（＋） 末梢循環不全（＋）

2.2

0　　　　　　　　　　18　　　　　肺動脈楔入圧 (mmHg)

●フォレスター分類にあてはめ、心不全の病態を評価し、適切な治療を行うことができる。

体の水分量（循環血液量）を表します。

5章

心臓カテーテルにはいろいろな検査がある！

（髙見澤格／佐地真育）

● 左心カテーテル検査

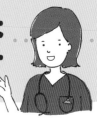

どんな患者さんに?

● おもに問診や非侵襲検査で狭心症が疑われる患者さんや、心臓手術が決まっている患者さんが術前に受ける検査です。

どんな検査?

● 冠動脈造影や左室造影を行うために、アクセスとして橈骨動脈や大腿動脈を穿刺して行います。

▌ 左心カテーテル検査におけるカテーテルの挿入

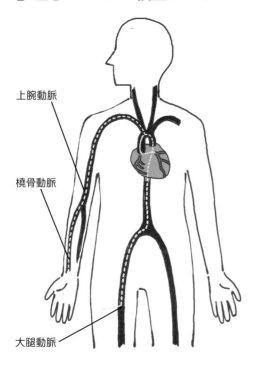

上腕動脈

橈骨動脈

大腿動脈

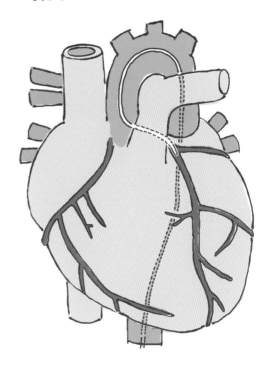

左室拡張末期圧は、心不全の状態評価に有用

● 大動脈圧、左室内圧を測定します。

● 冠動脈造影やバイパス造影を行い、狭窄病変など形態異常がないか評価します。

● 左室造影をすることで、左室駆出率や左室壁運動異常を評価できます。

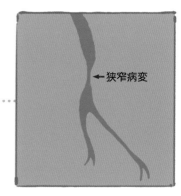

←狭窄病変

▌ 冠動脈造影

右冠動脈

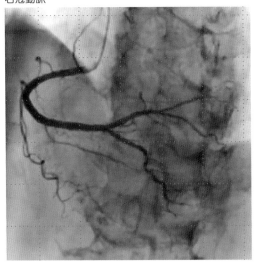

左冠動脈

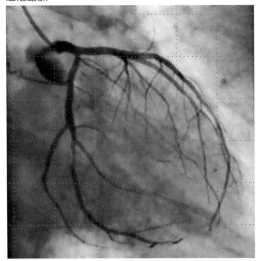

▌ バイパス造影

大伏在静脈 - 右冠動脈

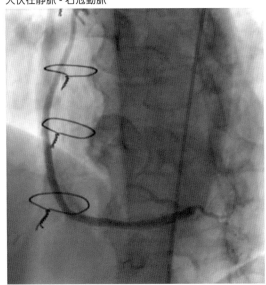

左内胸動脈 - 左前下行枝

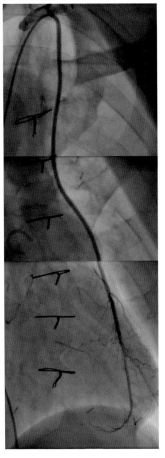

（髙見澤格／佐地真育）

● IVUS
アイバス

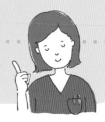

どんな患者さんに?

血管内超音波法

● 冠動脈や末梢血管などカテーテル治療を行う患者さんに使用します。

● IVUS は血管内腔だけでなく、血管壁の構造やプラークの性状もわかります。

● 病変の様子によって治療戦略が変わることもあり、より良い治療を行うために施行します。

どんな検査?

20〜60MHz

● 高い周波数の超音波を冠動脈内に運び、血管の断面像を描出します。

● 血管のくわしい情報を分析して治療の戦略に役立てます。

大きさや面積、長さ、付着しているプラークの位置関係・性状など

血管造影だけでも血管内腔の情報は得られるけれど、病変の長さや血管の太さは正確ではないことがあるんだ。

▌ 冠動脈造影所見と任意の断面の IVUS 像

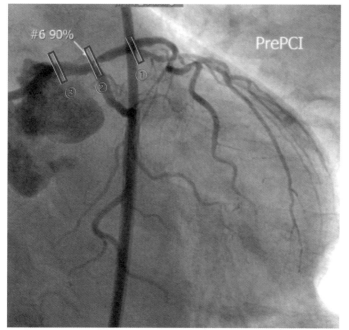

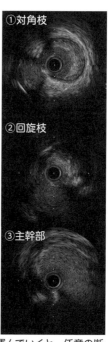

● ガイドワイヤーに乗せて IVUS を冠動脈内に挿入し、観察したいところまで運んでいくと、任意の断面で血管の性状を観察できます。

▌正常冠動脈構造

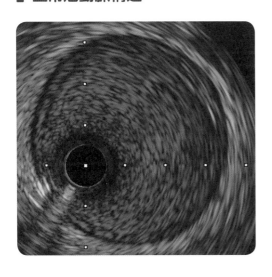

●正常な血管は 3 つの層構造として観察できます。

●プラークがある場合、そのプラークの性状や石灰化の有無がわかります。

●プラーク破綻の様子や血腫、解離なども観察できます。

●断面積や血管径で血管の大きさや狭窄の程度がわかります。

●長軸像を構築すると、血管の長さも測定可能です。治療に使用するバルーンやステントのサイズや長さを選択するのに参考にします。

● 合併症と観察ポイント

◆特に 1 回目の IVUS を挿入する際に、狭窄を通過することで血流障害を起こすことがあります。

胸痛や心電図変化に注意しましょう。

◆挿入しにくかった IVUS は、抜けにくくなることもあります。引っぱっても抜けなくなった状態になると、最悪の場合手術になることもあるので、よく状況を把握しておきましょう。

スタック

● 患者さんへの説明 / ケアのポイント

◆より良いカテーテル治療を行うために IVUS を使用します。

◆血管の様子を観察中に、血流低下により胸が苦しくなることがあります。

苦しくなった時には教えてください、と患者さんに伝えましょう。

 ギモン解決!

Q. IVUS があれば正確に治療ができるの?

A. IVUS は治療戦略を立てるうえでとても重要な情報が得られますが、それでも完璧ではありません。たとえば、IVUS では実際の血管径よりも少し大きく計測されてしまうことが実験などでわかっています。また、アーチファクトと呼ばれる、実際の血管には見られない構造物が描出されることもあります。あくまで PCI の術者は、冠動脈造影と IVUS で得られる情報を総合的に判断して治療を行っています。

（間淵 圭）

5章

心臓カテーテルにはいろいろな検査がある！

OCT・OFDI

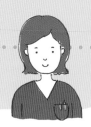

どんな患者さんに?

- IVUS（血管内超音波法）と同様に PCI を受けられる患者さんに使用します。
- 血管の内膜増殖やプラークの性状を詳細に評価する患者さんに用います。
- 留置したステントの形状がわかりやすいため、分岐部病変の治療を受ける患者さんにも有用です。

不安定プラーク・高度石灰化病変・ステント内

どんな検査?

- 近赤外線を用いた血管内イメージング装置で、解像度は IVUS の約 10 倍です。
- IVUS と違い、良好な画像を得るためには血流を排除する必要があります。
- 内膜増殖やプラークの性状がくわしくわかるので、適切な治療方法が選択できます。

造影剤や低分子デキストランなどを用いる

■ OCT・OFDI で見られるプラークの性状・内膜増殖

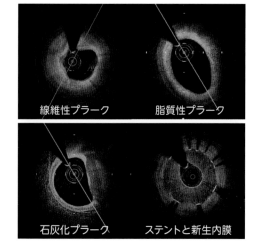

線維性プラーク　　脂質性プラーク

石灰化プラーク　　ステントと新生内膜

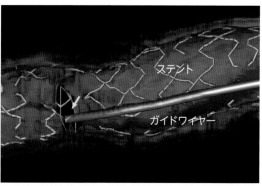

●ステント越しに側枝に通ったガイドワイヤーが確認できます（⇒）。

● 合併症と観察ポイント

◆血流を排除する際に、冠動脈解離が進展したり血腫が生じる可能性があります。

◆血流排除のために一般的には造影剤を使用しますが、腎機能が低下した患者さんの場合、低分子デキストランで血流排除を行います。

血流を排除するには粘稠性の高い造影剤を用います。

◆高度狭窄病変では、狭窄の先の血流が排除できず良好な画像が得られない場合があります。

◆IVUS と違い、スキャンスピードが速いので病変の評価は撮影後あらためて行います。

患者さんへの説明 / ケアのポイント

◆血流排除では造影剤を使うため、前もって腎機能を把握することが必要です。

アボット社のものを OCT、テルモ社のものを OFDI と呼ぶよ。
基本的に同じものと考えて OK！

なぜ？なに？ ギモン解決！

Q. OCT と IVUS をどう使い分けるの？

A. 血流排除が必要ないため IVUS のほうが PCI を行う際には簡便ですが、OCT のほうが解像度の高い画像が得られます。たとえば慢性完全閉塞のような病変の治療にはワイヤーの位置を確認しながら治療するため IVUS が用いられますが、分岐部ステントの際には OCT が用いられます。用途に応じて使い分けます。

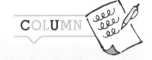

COLUMN

血管内視鏡

◆血管内視鏡は、他のイメージングモダリティが血管からの信号を変換し画像構築しているのに対し、冠動脈内を唯一直視できるデバイスです。

◆低分子デキストランにより血流を排除し、光ファイバーを用いて冠動脈の表面の色調を観察します。

◆プラークが不安定なほど黄色くみえるため、色調により病変の重症度が評価できます。

◆IVUS や OCT・OFDI に比べて、新生内膜によるステントの被覆度や血栓の存在をより詳細に評価することができます。

■ステント被覆状態の分類

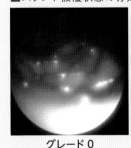 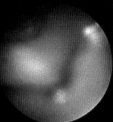 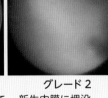 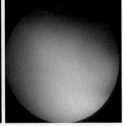

グレード 0	グレード 1	グレード 2	グレード 3
・新生内膜による被覆を認めない ・ステントが露出しており光沢がある	・新生内膜に被覆されている ・ステントは血管内腔に突出	・新生内膜に埋没 ・ステントは新生内膜下に透過	・新生内膜に埋没 ・ステントは観察できない

（髙見澤格）

5章

心臓カテーテルにはいろいろな検査がある！

● FFR・iFR

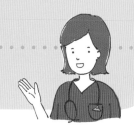

どんな患者さんに？

fractional flow reserve

● 冠動脈造影で冠動脈に中くらいの狭窄があった場合に、治療すべきかどうか判断するために行います。

● 複数箇所に狭窄がある時に、治療が必要な病変を決定するために施行することがあります。

● バルーンやステント治療後の効果判定にも役立ちます。

どんな検査？

Resting Index とも呼ばれます。

● FFR や iFR は、狭窄によりどれくらい血流量が減っているのかを調べる検査です。

● FFR は、狭窄前後の最大冠血流量の比のことです。

● iFR は、最大血管拡張を必要としない指標です。

パパベリン、アデノシン、ジピリダモールのどれかを冠動脈内あるいは静脈内に投与することで得られます。

FFR と iFR は、測定方法は同じなんだ。
FFR は薬剤投与が必要だけど、iFR は薬剤投与を必要としないから患者さんの負担は少ないよ。

▌ FFR や iFR の測定のしかた

狭窄のない冠動脈血管

圧センサー付きガイドワイヤー

血圧の差が小さい

動脈硬化により狭くなった冠動脈血管

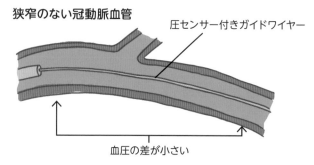

圧センサー付きガイドワイヤー

Pa

Pd

血圧の差が大きい

● FFR や iFR は、プレッシャーワイヤーを用いて測定します。

● プレッシャーワイヤーは、先端から 3cm の部分に圧センサーがついているガイドワイヤーです。

● 冠動脈にプレッシャーワイヤーを挿入し、圧センサーで狭窄の遠位の圧を測定します (Pd)。同時にガイディングカテーテルの先端で大動脈圧を測定します (Pa)。

● 冠動脈が最大充血時には冠血流量の代替指標となるため、Pd/Pa で FFR が算出されます。

● 心周期の中でエネルギー波動のまったくない、血管抵抗が最小で安定している時期における狭窄前後の瞬間的な Pd/Pa のことを iFR といいます。

wave-free period と呼ばれる期間が存在することがわかりました。

▌ FFR/iFR 測定結果の画面

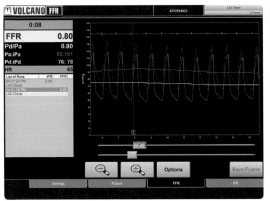 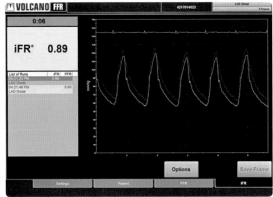

（画像提供：株式会社フィリップス・ジャパン）

> 0.75 未満：狭窄による虚血あり
> 0.80 以上：虚血は否定的
> 0.75〜0.80 はグレーゾーン
> ＊FFR が 0.80 を虚血の閾値と考える場合、iFR の閾値は 0.89 とされている。

● 合併症と観察ポイント

◆ ワイヤーを冠動脈に通すため、PCI の時と同じように冠動脈損傷が起きる可能性があります。

◆ FFR を測定する時にパパベリンを使用する場合は、心室性不整脈の発生に注意が必要です。

◆ アデノシンを使用する際には、喘息の誘発や房室ブロックに注意します。

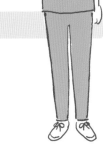

冠動脈造影では評価できない心筋の機能的虚血を評価

● 患者さんへの説明 / ケアのポイント

◆ FFR や iFR は、血管が狭くなることで、どれくらい心筋に血流が流れなくなっているかを調べる検査です。

◆ カテーテル治療を行うかどうか、また治療効果を判定するうえでとても大事な検査です。

◆ FFR を測定する時には、薬剤を投与するので、何か体調に変化を感じたら教えてくださいと患者さんに伝えましょう。

 ギモン解決！

Q. RFR・dPR・DFR はなんのこと？

A. iFR 以外にも、RFR・dPR・DFR という言葉を聞いたことがありませんか？ 使用するプレッシャーワイヤーが違うだけで、すべて Resting Index のことです。

（間淵 圭）

5章　心臓カテーテルにはいろいろな検査がある！

● 電気生理学検査

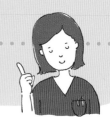

どんな患者さんに?

● 不整脈が原因と思われる症状がある患者さんに対して行われる検査です。

● 対象となる不整脈は大きく2種類に分けられ、頻脈性不整脈と、徐脈性不整脈があります。

めまいや息切れなどを生じる

動悸や胸の不快感を訴える

どんな検査?

● 電極の付いたカテーテルを大きな血管から心臓の中まで入れ、電気刺激を行うことで頻脈性不整脈や徐脈性不整脈を誘発します。

● 不整脈の誘発によって適切な治療につなげることができます。

カテーテルアブレーション、デバイス植込み、薬物、あるいは経過観察

▌ 穿刺部位とカテーテルの挿入

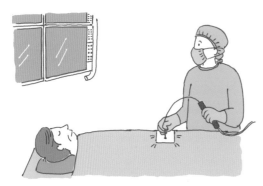

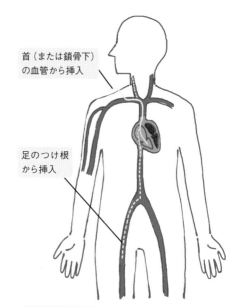

首（または鎖骨下）の血管から挿入

足のつけ根から挿入

● 検査は局所麻酔で行うことができます。

● 内頚静脈・鎖骨下静脈・大腿静脈などの太い血管から心臓へアプローチします。

● 電極カテーテルを心臓の中に配置し、電位を記録しつつ刺激を行うことで、不整脈を誘発し最終的な診断をします。

● 治療を前提として検査を行う場合、さらに専用のカテーテルを使うことで、電気生理学検査に引き続き治療を行うこともできます。 カテーテルアブレーション　p.110

なぜ？ なに？ **ギモン解決！**

Q. すでに診断がついている患者さんに電気生理学検査をすることがあるのはなぜ？

A. 「この患者さん、心電図ですでに診断（洞不全症候群、心室頻拍など）されているみたいだけど。わざわざ検査しなくても、治療したらいいのに…」と思ったことはありませんか？ 同じ疾患名でも検査により重症度を判断する場合があります。しばらく経過観察でいいのか、早めに治療を行う必要があるのか、そこで大きな判断材料となるのがこの電気生理学検査なのです。

▌ カテーテルの配置と心内心電図

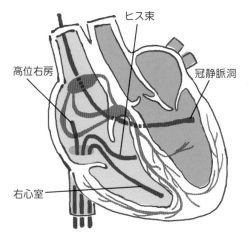

ヒス束
高位右房
冠静脈洞
右心室

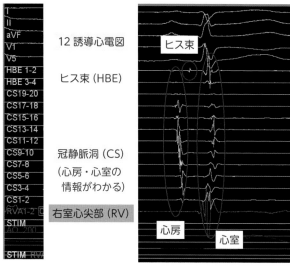

I	
II	
aVF	
V1	12 誘導心電図
V5	
HBE 1-2	ヒス束 (HBE)
HBE 3-4	
CS19-20	
CS17-18	
CS15-16	
CS13-14	
CS11-12	
CS9-10	冠静脈洞 (CS)
CS7-8	(心房・心室の
CS5-6	情報がわかる)
CS3-4	
CS1-2	
RVA1-2	右室心尖部 (RV)
STIM	
AO 200	
STIM RV	

ヒス束
心房
心室

＊上図には高位右房の記録はなし

● 電極カテーテルは、心臓の中でそれぞれ配置された場所での電気活動の記録および電気刺激を行うことができます。

● 一般的には高位右房、ヒス束、冠静脈洞、右心室にカテーテルを配置します。

● 合併症と観察ポイント

【出血、穿刺部のトラブル】

◆ 体内にカテーテルを入れる侵襲的な検査であるため、穿刺部の出血量によっては血腫を形成することがあります。

皮下に作られる血液のかたまり

◆ 抗血栓薬などを内服している患者さんでは注意が必要です。

アスピリン、ワーファリンなど

◆ 検査後に血腫が見られた場合はマーキングをしておくと、時間経過で大きくなっていないか観察するのに役立ちます。

【不整脈】

高度の徐脈や心室細動など

◆ 不整脈を誘発する検査なので、いわゆる致死性不整脈が誘発されることもあります。

◆ バイタルサインや意識レベルには常に注意し、緊急時に使う薬剤や除細動器をすぐに使えるように準備しておきます。

アトロピン・エピネフリンなど

● 患者さんへの説明 / ケアのポイント

◆ 検査は通常覚醒下で行い、狭いカテーテル台の上で滅菌ドレープを掛けられかなり緊張した状態となります。時には、検査の進行状況を伝え不安を取り除く配慮も大切です。

患者さんや家族の理解度や受け止め方などをじっくり聞くことも大切！

◆ 病棟での安静解除までが検査！ 検査後の状態や止血の確認を徹底します。

◆ 検査結果によっては、治療が必要となり入院スケジュールが変更となる場合もあります

医師はどうしても手技や診断に集中しがちなので、
常に患者さんの様子を観察し、適宜声をかけよう！

（福永 寛）

● 心筋生検

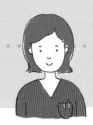

どんな患者さんに?

- 心筋症・心筋炎の疑いや心臓移植後の患者さんに行います。
- 心筋炎の診断、拡張型心筋症とサルコイドーシスの鑑別や、肥大型心筋症とファブリー病・アミロイドーシスとの鑑別が必要な際に有用です。
- 心臓移植の際には、移植心の拒絶反応のモニタリングに必須です。

どんな検査?

- 頸静脈または大腿動静脈から生検用カテーテルを挿入し、右室ないし左室から心筋を採取します。
- 通常 3〜5 個の検体を採取します。

> 特に心筋炎の場合、ステロイドなどの免疫抑制療法の適応となる劇症型の壊死性好酸球性心筋炎や巨細胞性心筋炎の早期鑑別に必須

▌ 心筋生検のカテーテル挿入 (頸静脈からの場合)

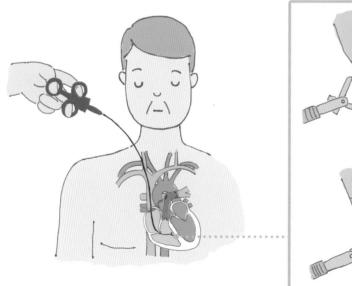

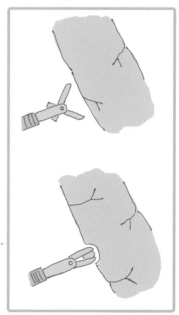

なぜ? なに? **ギモン解決!**

Q. すべての心不全患者さんに心筋生検をするの?

A. 基本的に心筋症による心不全が疑われる患者さんには必要な検査です。現在は画像診断が発展してきており、心臓 MRI 検査や PET 検査などが心筋症の鑑別診断に有用です。画像診断と心筋生検による組織診断を行い、比較検討することが重要です。

▌心筋生検に用いるカテーテル

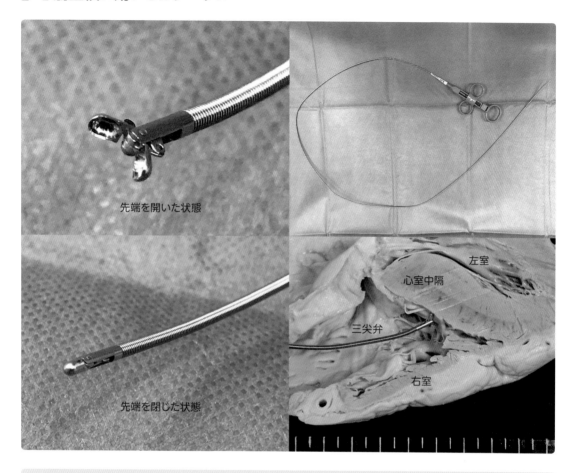

先端を開いた状態

先端を閉じた状態

左室
心室中隔
三尖弁
右室

● 合併症と観察ポイント

【検査中に起こる】

◆生検用カテーテルの穿通による心タンポナーデと脚ブロックがみられます。　　血性心嚢液の貯留
による

◆右室からの生検の際には右脚ブロックをきたすことがあるため、左脚ブロックの
患者さんでは完全房室ブロックとなることがあります。　　一時ペースメーカに
よる対応が必要

◆三尖弁や僧帽弁の腱索を断裂することで弁逆流が起きることがあります。

【検査後に起こる（わかる）】

◆血圧低下があった場合は、迷走神経反射（ワゴトニー）・房室ブロック・心タン
ポナーデ・穿刺部の血腫に注意します。

● 患者さんへの説明 / ケアのポイント

◆合併症の可能性はありますが、治療方針を大きく決める検査であることを説明し
ます。

◆生検用カテーテルが心筋を穿通した時以外に痛みを感じることはありません。

◆心筋炎の場合は迅速診断を行うため、生検結果で急性期の治療方針が変わります。　　投与薬

（髙見澤格）

5章

心臓カテーテルにはいろいろな検査がある！

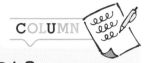

経食道心エコー図検査はなぜカテーテル治療に必要なのか？

　経食道心エコー図検査は、カテーテル治療の安全と治療の質を上げるために必要です。

◆心房細動のカテーテルアブレーションや僧帽弁のカテーテル治療では、左房の中にカテーテルを入れるため、左房に血栓があると、カテーテルが血栓を飛ばしてしまい、脳梗塞をはじめとした塞栓症を起こす危険があるため、治療が行えません。そのため治療の前にあらかじめ経食道心エコー図検査を行って、血栓がないことを確認します。

◆弁膜症のカテーテル治療は、カテーテル治療に適した解剖かどうかが合併症の防止やうまく治療できるかの鍵であり、カテ治療前の評価が重要です。特に僧帽弁逆流症に対する MitraClip® 治療では術中経食道心エコーが治療医の「目」となり、エコー画像を頼りに治療を行っています。

合併症の防止

PTMC、
MitraClip®

特に左心耳（さしんじ）

TAVI、PTMC、
MitraClip®

■左心耳内血栓

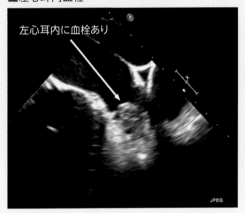

左心耳内に血栓あり

■MitraClip® の術中経食道心エコー図

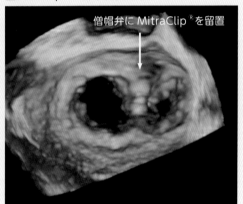

僧帽弁に MitraClip® を留置

（泉　佑樹）

第6章

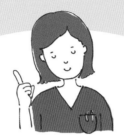

心臓カテーテルには いろいろな治療が ある！

冠動脈疾患の治療

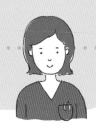

血管を広げて支える：ステント

どんな患者さんに？

- 動脈硬化などによって冠動脈が狭くなり、胸痛や息切れなどの狭心症の症状がある患者さんに対して使用します。

どんな治療？

- バルーンで血管を拡張させた後に、その部分がまた狭くならないように血管を内側から支える金属の筒のことを"ステント"と呼びます。

ステントの挿入

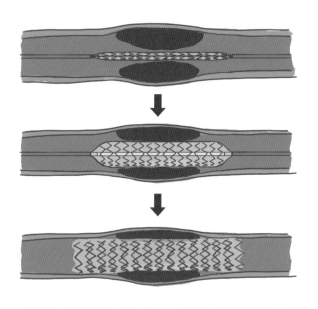

❶冠動脈内に通過させたガイドワイヤに沿わせて、ステントを病変部まで運びます。

❷位置を調整し、バルーンを拡張するとステントも拡張され血管壁に圧着します。

❸バルーンを収縮させて回収すると、拡張されたステントのみが血管内に残り、血管壁を内側から支えてくれます。

合併症と観察ポイント

【治療中に起こる】

- おもな合併症として、冠動脈解離や冠動脈穿孔があります。
- とくに冠動脈穿孔が起きた場合は心タンポナーデとなることがあるので、バイタルサインの変化に注意が必要です。

【治療後に起こる（わかる）】

- ステント血栓症：冠動脈へ留置したステント内に血栓形成が起きて急性閉塞してしまう現象のことです。適切な抗血小板療法により起こることはまれになりましたが、治療後に胸痛や新たな心電図異常を認めた場合は注意が必要です。

> ステントを留置したところの血管に傷ができること

> 血管が破れてその周囲に出血すること

> 心臓の周りに血液がたまり、血圧が低下してしまうこと

● 患者さんへの説明 / ケアのポイント

◆ステント血栓症の予防のために、ステントを留置してから一定期間は 2 種類の抗血小板薬を服用することが勧められています。　　通常は 3〜12 カ月間

◆留置直後は日常生活でも脱水症を避けるなどの注意が必要です。

◆薬剤溶出性ステントを留置しても再狭窄（さいきょうさく）が起きることがあるため、生活習慣の改善や薬物治療を継続することが重要です。

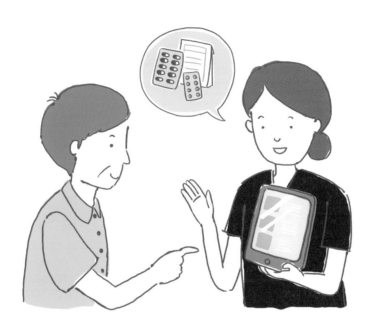

なぜ？ なに？ ギモン解決！

Q.　薬剤溶出性ステントってなに？

A.　薬剤溶出性ステント（drug-eluting stent：DES）は、再狭窄を抑えるために、ステントの表面に免疫抑制剤がコーティングされたステントのことです。ステントを留置すると血管に傷ができるため、それに対する修復反応として新生内膜ができます。その新生内膜が過剰に増殖すると留置したステント内がまた狭くなってしまい、そのことを "再狭窄" と呼びます。

DES では、ステント留置後から数カ月間かけて徐々に薬剤が放出され、新生内膜の過剰な増殖を抑制することで再狭窄を起きにくくしてくれます。従来の金属ステント（bare-metal stent：BMS）では再狭窄が 20〜30 ％くらい生じていましたが、この DES の使用により 5〜10％くらいまで少なくなりました。

病変を削る：DCA

どんな患者さんに？

● 冠動脈の入口部や分岐部などステントを留置することが難しい部分に狭窄がある患者さんにとくに有効です。
● ステントを留置することを避けたい患者さんに対しても行われます。

> 若年者や抗血小板薬の服用が困難な患者さん

どんな治療？

● 冠動脈のプラークに対して、高速回転するカッターを押しあてて"カンナ"のようにプラークを切除する治療方法です。
● バルーンやステントを使用せずに内腔を拡大することができます。

■ DCA（方向性冠動脈粥腫切除術）による治療

directional coronary atherectomy

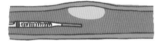 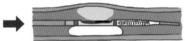 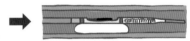

❶冠動脈内に通しておいたガイドワイヤに沿って DCA を進めていきます。

❷切除したいプラークの方向にカテーテルの向きを合わせて、バルーンで固定しながらプラークを切除します。

❸切除したプラークはカテーテル先端部分に集められ、体外に取り出します。

● 合併症と観察ポイント

◆おもな合併症として、冠動脈穿孔があります。
◆冠動脈内のプラークを直接切除する治療ですが、誤った部位を切除してしまうと冠動脈穿孔を起こし、心タンポナーデとなることがあります。
◆DCA を行う時には大腿動脈からカテーテルを入れなければいけないので、穿刺部出血や後腹膜血腫にも注意が必要です。

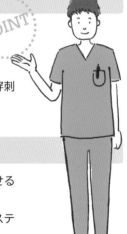

POINT

● 患者さんへの説明 / ケアのポイント

◆DCA は冠動脈内のプラークを直接切除してしまうことで血管内腔を拡大させるため、ステントを留置せずに血流を改善させることができます。
◆ステントを留置する場合でも、プラークを切除してしまうことでより良好なステントの拡張が期待できます。

病変を削る：ロータブレーター (Rotablator™)

どんな患者さんに?

● 動脈硬化の進んだ硬い石灰化のために
バルーンやステントなどを通過させるこ
とが難しい場合や、病変の拡張が難し
い患者さんに対して用いられます。

Burr と呼びます。

どんな治療?

● 先端にダイヤモンドの粒子がコーティン
グされたラグビーボール状の部分が付い
たカテーテルを使用します。
● Burr を冠動脈内で高速で回転させるこ
とで、ドリルのように石灰化病変を削る
ことができます。

■ ロータブレーターによる治療

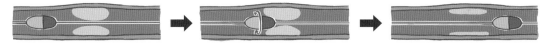

❶冠動脈内に通しておいたガイド
ワイヤに沿って、ロータブレー
ターを進めていきます。病変の
近くまでは、低速回転でゆっく
り進めていきます。

ダイナグライドモード：カテ室内で
は略して「ダイナ」と呼ばれます。

❷病変部分に来たら、高圧窒素ガスにより Burr を高速回転させることで石
灰化病変を削っていきます。

1 分間に 16〜20 万回転

● 合併症と観察ポイント

◆おもな合併症として、冠動脈解離（かんどうみゃくかいり）、冠動脈穿孔（かんどうみゃくせんこう）、末梢塞栓（まっしょうそくせん）、房室ブロック、心タ
ンポナーデなどがあります。
◆末梢塞栓が起きると冠動脈の血流が低下し、胸部症状や心電図変化が出現します。
◆とくに右冠動脈の病変にロータブレーターを施行する際には房室ブロックが出現
しやすいので、あらかじめ一時的ペースメーカを挿入しておきます。

右冠動脈は房室
結節に血流を供
給しているため、
右冠動脈で末梢
塞栓が起きると房
室結節での伝導
障害によって房
室ブロックが出現し
やすくなります。

● 患者さんへの説明 / ケアのポイント

◆治療中は、バイタルサインの変化や心電図変化にとくに注意が必要です。
◆病棟帰室後も、通常の治療の後に比べて胸痛や心電図変化が遷延することがある
ので注意が必要です。

病変を削る：ダイヤモンドバック

どんな患者さんに?

● ロータブレーターと同様に、冠動脈に高度石灰化を有する患者さんが適応となります。

1分間に8万回転

1分間に12万回転

どんな治療?

● 先端にダイヤモンドコーティングされたクラウンが付いたカテーテルを使用します。

● クラウンが低速回転あるいは高速回転することで、石灰化病変を削ることができます。

■ ダイヤモンドバックによる治療

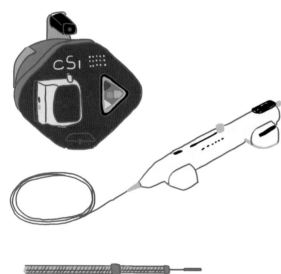

● ロータブレーターは前進する時のみしか石灰化を削ることができませんが、ダイヤモンドバックは前進時と後退時の双方向で治療を行うことができます。

● 回転数を調整することで、1つのシステムでさまざまな血管径の病変を治療することができます。

● 冠動脈内に通しておいたガイドワイヤに沿って、病変の近くまでは低速回転でゆっくり進め、病変部分に来たら高速回転させることで石灰化病変を削っていきます。

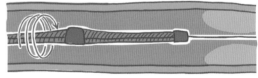

● 合併症と観察ポイント

◆ ロータブレーターと同様に、冠動脈解離や血管穿孔などのリスクがあります。
◆ 潤滑剤で持続灌流されているため、ロータブレーターに比べて末梢塞栓が少ないことが特徴です。

● 患者さんへの説明 / ケアのポイント

◆ ロータブレーターと同様に、石灰化病変に対して使用するデバイスです。
◆ 潤滑剤に卵白と大豆成分が含まれるので、卵アレルギー・大豆アレルギーの患者さんでは使用できません。

レーザーで広げる：ELCA

どんな患者さんに？

● 急性冠症候群やステント内再狭窄病変など、通常のバルーンのみでは治療が難しい患者さんに使用されます。

どんな治療？

● カテーテルの先端から照射されるエキシマレーザーによって、動脈硬化組織や血栓を蒸散させて閉塞した血管を開通させる治療方法です。

excimer laser coronary angioplasty

▌ ELCA による治療

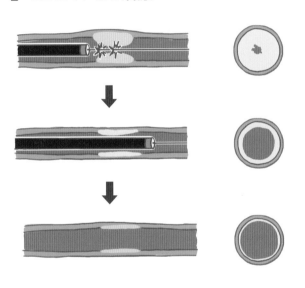

● 冠動脈内に挿入したガイドワイヤに沿ってバルーンを病変部まで進めます。

● 病変に接するところまできたら、エキシマレーザーを照射しながらゆっくりとカテーテルを動かし冠動脈内の病変組織を蒸散します。

動脈硬化組織や血栓を除去して血管を再開通

● 合併症と観察ポイント

◆ 注意すべき合併症として、冠動脈穿孔があります。
◆ エキシマレーザーを照射すると局所で熱産生を生じます。
◆ とくに造影剤や血液が血管内に残った状態で照射すると熱量が大きくなり、血管損傷を生じやすくなります。

造影剤や血液を排除するために、生理食塩液で持続灌流しながら治療を行うことが必要

● 患者さんへの説明 / ケアのポイント

◆ エキシマレーザーを準備する時に体外でキャリブレーション（初期設定）を行います。その時は体外でエキシマレーザーが発射されるので、直接見ると目に障害が起きることがあります。
◆ 患者さんにはキャリブレーションの間だけ目を閉じてもらうように伝えることが必要です。

6章

心臓カテーテルにはいろいろな治療がある！

特殊なバルーンを応用する：Cutting Balloon

どんな患者さんに？

● 石灰化病変など通常のバルーンでは拡張が困難な病変に対して使用されます。

ブレードが表面に露出して押し付けられる

どんな治療？

● 表面にブレード（刃）が3枚または4枚取り付けられているバルーンを使用します。

● バルーンを拡張してプラークに切れ込みを入れ、狭くなった血管を広げる治療です。

Cutting Balloon による治療

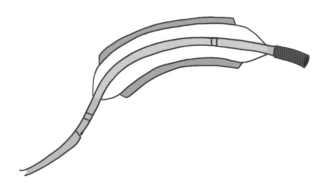

● バルーンの表面にブレードが取り付けられているため、通常のバルーンに比べて1/2〜2/3程度の圧力でプラークを拡張することができます。

● 通常のバルーンと同様に、冠動脈内に挿入したガイドワイヤに沿ってバルーンを病変部まで進めます。

● 病変部でゆっくり圧を上げていくことでブレードが立ち上がり、プラークに割を入れて狭窄を拡張することができます。

● 合併症と観察ポイント

◆ 通常のバルーンと同様に、冠動脈解離や冠動脈穿孔などの合併症があります。

◆ ブレードが付いているため、とくに偏心性病変や屈曲病変では冠動脈穿孔に注意が必要です。

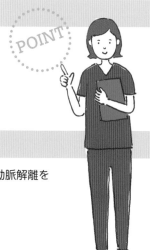

POINT

● 患者さんへの説明 / ケアのポイント

◆ 通常のバルーンよりも低圧で拡張させることができるため、大きな冠動脈解離を作らずに病変を拡張させることができます。

特殊なバルーンを応用する：DCB

どんな患者さんに？

- とくにステント内再狭窄病変が良い適応です。
- 小血管や屈曲の強い病変などステント留置が適さない病変に対しても用いられます。

どんな治療？

- 表面に再狭窄を抑制する薬剤が塗ってあるバルーンを使用します。
- 病変部でバルーンを拡張することで血管壁に圧着し、薬剤が病変部に移行することで、再狭窄を抑制してくれます。

▍ DCB による治療

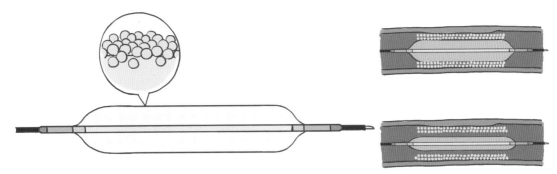

- バルーンの表面に再狭窄を抑制する薬剤が粉末状に塗ってあります。

- 冠動脈内に挿入したガイドワイヤに沿ってバルーンを病変部まで進め拡張することで、狭窄部位を拡張しながら血管壁に薬剤が移行し、再狭窄を抑制してくれます。

● 合併症と観察ポイント

- ◆ 通常のバルーンと同様に、冠動脈解離や冠動脈穿孔などの合併症があります。
- ◆ 通常のバルーンと比べて、塗ってある薬剤の一部が血流にのって流れていくため、末梢塞栓が起きることが多いとされています。

● 患者さんへの説明 / ケアのポイント

- ◆ 薬剤塗布バルーンを使用することで、とくにステント内再狭窄病変に関してはステント追加と同等の効果が期待できます。
- ◆ 薬剤塗布バルーンを使用した場合でも、治療後は一定期間の抗血小板薬2剤を服用することが推奨されています。 ……………………… 通常は3カ月間

（萩谷健一）

6章 心臓カテーテルにはいろいろな治療がある！

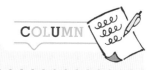

カテレポートのみかた

穿刺部位により安静度が異なる
大腿動脈では穿刺部合併症に注意

造影剤使用量が多い（100〜200mL
より多い）場合には腎機能に注意

心不全症例は急
変リスクが高い

CAG Report

Date __2020/03/17__　　●新規 ◎f/u ●待機的 ○緊急　　CAG No. _____

ID __1234567890__　　生年月日 __1968/05/05__　身長 __168.0__ cm　BSA __1.75__ m²

　サカキバラ イチロウ　　　　　　　性別 __男__　__51__ 才　体重 __66.0__ kg　BMI __23.4__ kg/m²

氏名 __榊原 一郎__　　　　主治医 __Dr1__　術者 __Dr2__　　__Dr3__

【危険因子】併発疾患 __無__　脂質異常 __無__　慢性腎臓病 __無__　既往歴 脳血管障害 __無__

　　　　　　糖尿病 __無__　　喫煙 __無__　　維持透析 __無__　　心筋梗塞の既往 __無__

　　　　　　高血圧 __無__　　本/日x ____ 年　家族歴 虚血心疾患 __有__　心不全の既往 __無__

【臨床診断】 労作性狭心症 _____　　　　【目的】冠動脈形成術

【穿刺部位】 A 6F R femoral _____　V _____　【造影剤】 イオパミロン __120__ ml

【カテーテル】 RCA _____　　LITA _____　GEA _____

　　　　　　LCA _____　　RITA _____　Graft _____

【冠動脈造影】 狭窄 Commnet　　FFR　　【バイパス】

		狭窄	Commnet	FFR		from	to	to2	狭窄	Commnet
RCA	#1	0 %			1	→	→			
	#2	0 %			2	→	→			
	#3	0 %			3	→	→			
	#4AV	0 %			4	→	→			
	#4PD	0 %								
LCA	#5	0 %								
LAD	#6	90 %		0.74						

【側副血行路】

	from		to	grade
1		→		
2		→		
3		→		
4		→		

【撮影】
検査時間 __1:35__
透視時間 __42__ 分
総線量 __800__ mGy

	#7	0 %	
	#8	0 %	
	#9-1	0 %	
	#9-2	0 %	
	#10	0 %	
	#10-2	0 %	
LCX	#11	0 %	
	#12-1	0 %	
	#12-2	0 %	
	#13	0 %	
	#14-1	0 %	
	#14-2	0 %	
	#14-3	0 %	
	#15AV	0 %	
	#15PD	0 %	
	HL	0 %	

【BP DATA】

	Pres.(mmHg) mean		Fick		Thermo	
Aorta	128 / 84 / 99	CO	l/m	CO	l/m
HR 62		CI	l/m/m²	CI	l/m/m²
		SV		SV	
		SI		SI	

【コメント】

左主幹部から左前下行枝
の病変ではバイタルサイ
ンが変動しやすい（ここ
を通って血流が流れてい
く心筋が大きいため）

撮影線量が多い時（約
2Gyより多い）には放
射線皮膚炎に注意
（特に背部）

【左室造影】

seg1		EF(I)	
seg2		EDV(I)	
seg3		ESV(I)	
seg4		SV(I)	
seg5			
seg6		MR ___ MVA ___ cm² MVG ___ mmHg
seg7		AR ___ AVA ___ cm² AVG ___ mmHg

【診断】 労作性狭心症 _____　　再狭窄 _____
　　　　_____　　　　　　　　　左室収縮 良好 _____
　　　　_____　　　　　　　　　治療方針 冠動脈形成術 _____
【合併症】 __無__

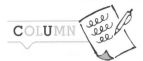
PCI Report (1)

1

Date	2020/03/17	● 新規 ○ f/u ● 待機的 ○ 緊急	PCI No. _____
ID	1234567890	生年月日 __1968/05/05__ 身長 __168.0__ cm BSA __1.75__ m²	
	サカキバラ イチロウ	性別 __男__ __51__ 才 体重 __66.0__ kg BMI __23.4__ kg/m²	
氏名	榊原 一郎	主治医 __Dr1__ 術者 __Dr2__ __Dr3__	

【合併症】 ○ 有 ● 無 ○ 不明 ....
【穿刺部位】 A ___6F R femoral___

Target Lesion ___LAD6___		シース	ラジフォーカスイントロ	6Fr X 100mm
___LAD6___		PCI Guide	MACH1	6Fr X FL4.0
		PCI Guide Wire	ABYSS 5	X
bend ___<45°___ calc ___無___		IVUS	NIRS	X
lesion length ___10-20mm___		PCI Balloon	ラクロスNSE	2.00mm X 13mm
hazziness: ___無___ recoil: ___無___ TIMI: pre _3_ → _3_		PCI DES	Xience Xpedition	2.50mm X 28mm
随伴検査・治療 ___FFR___ ___IVUS___				

reference diameter _2.3_ mm %DS _68_ % preMLD _0.6_ mm
lesion length _3.4_ mm postMLD _2.2_ mm

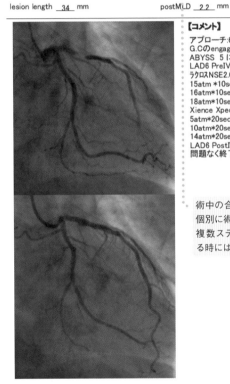

【コメント】
アプローチ:6F R femoral
G.Cのengage.はバックアップ良好。
ABYSS 5 にてLAD6へcross。WireのCrossは容易
LAD6 PreIVUS施行
ラクロスNSE2.00mm/13mmにて LAD6 を拡張
15atm*10sec
16atm*10sec
18atm*10sec
Xience Xpedition 2.50mm/28mmを LAD6へ留置
5atm*20sec
10atm*20sec
14atm*20sec
LAD6 PostIVUS施行
問題なく終了。

終了時 TIMI 3 でない
場合には要確認

術中の合併症がある場合には
個別に術者に確認する
複数ステントを植え込んでい
る時には抗血栓薬に注意

6章 心臓カテーテルにはいろいろな治療がある!

(七里 守)

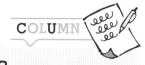

緊急カテが必要な患者さんに遭遇したらどうすればいい？ ・・・・・・・・

◆急性心筋梗塞など緊急カテが必要な患者さんにもっとも重要なことは「できるだけ早く閉塞した血管を再開通させること」です。

◆患者さんに遭遇したら、まずバイタルサインを確認して呼吸と循環の状態を確認します。バイタルサインが不安定なときは急変の可能性が高く、とくに迅速な処置が必要であり気管挿管や人工呼吸器、除細動器の準備をしましょう。また、輸液や昇圧薬が投与できるようにすみやかに静脈ラインを確保することも重要です。

◆バイタルサインが安定していれば、病歴聴取を行いながら12誘導心電図や静脈ライン確保などを行っていきます。血液検査結果が出るまでは数十分かかることが多いので、できるだけ早く検体を提出するようにします。

◆検査と並行してカテ室に入室するための準備を進めていきます。アプローチ部位の確認、抗血小板薬（バイアスピリン®やエフィエント®）の服用の有無を確認します。また、喘息や造影剤アレルギーの既往がある患者さんの場合は、ステロイド剤の事前投与を行うかも確認しましょう。あわせて、鼠径部の剃毛や尿道カテーテルの留置なども行います。

◆緊急カテだからといってあせることはありません。やるべきことを明確にし、手分けをして動くことで落ち着いて対処できるようにしましょう。

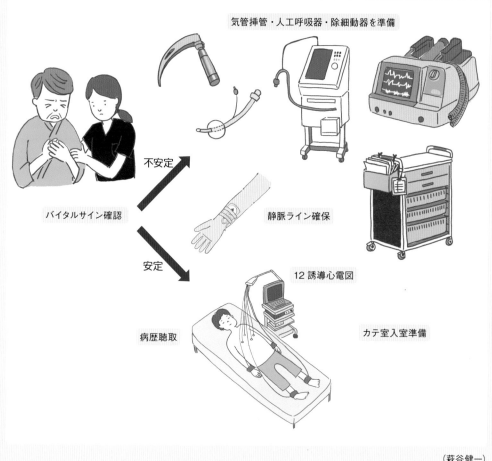

気管挿管・人工呼吸器・除細動器を準備

バイタルサイン確認

不安定

安定

静脈ライン確保

12誘導心電図

病歴聴取

カテ室入室準備

（萩谷健一）

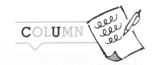

下大静脈（IVC）フィルター

◆深部静脈血栓症の患者さんで、下大静脈や骨盤内の静脈などに浮遊血栓があり、肺血栓塞栓症を起こすリスクがある患者さんに、IVCフィルターを使用することがあります。

◆頚静脈あるいは大腿静脈を穿刺して、下大静脈までカテーテルを進めます。造影検査で留置部位付近に血栓がないこと、腎静脈より下にあることを確認し、細く折りたたまれた状態のフィルターを下大静脈まで進め、そこでフィルターを拡げることで血管内に留置します。

◆下大静脈にフィルターを留置し、静脈内を流れてきた血栓をそこでつかまえることで、血栓が肺に移動することを防ぎ、肺血栓塞栓症が起きることを防いでくれます。

■IVCフィルターの留置

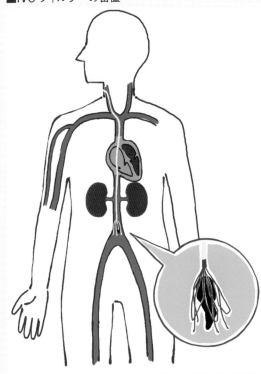

血栓をとらえるために網状や傘状の構造をしたフィルター

■IVCフィルターの合併症と観察ポイント

・おもな合併症：穿刺部血腫やフィルター抜去困難など
・IVCフィルターは頚静脈や大腿静脈から挿入するため、留置の際に血管を傷つけて穿刺部血腫を起こすことがある
・留置したフィルター内に血栓が詰まってしまった場合や、長期間留置した際は周囲血管と癒着してしまい抜去困難となる

■患者さんへの説明・ケアのポイント

・フィルターを留置することで安静制限が不要となり、リハビリを進めることができる
・永久型と一時型があり、一時型の場合は通常10日前後で抜去が必要となる
・IVCフィルター留置後は適切な抗凝固療法を行い、出血などの合併症に注意が必要

（萩谷健一）

6章

心臓カテーテルにはいろいろな治療がある！

弁膜疾患の治療

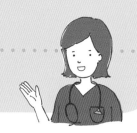

┃ TAVI（タ ビ）

どんな患者さんに？

> 狭心痛、失神、
> 心不全など

- 重度大動脈弁狭窄症（じゅうどだいどうみゃくべんきょうさくしょう）による症状があり、外科手術が難しいか、リスクの高い患者さんが一般的な対象です。
- 80歳以上の高齢の方が多いですが、そのほかに心臓手術のリスクのある方では60代や70代の方も対象となることがあります。

> 開胸手術の既往、呼吸不全、
> 肝硬変（かんこうへん）、免疫不全（めんえきふぜん）など

どんな治療？

- カテーテルを使って、バルーンで広げたり、自然に広がる人工弁（生体弁）を、患者さんの大動脈弁に植込む治療です。
- カテーテルを挿入する部位は足の付け根が多く、鎖骨下や心臓の先（下）のほうから挿入する方法もあります。

> 総大腿動脈（そうだいたいどうみゃく）、鎖骨下動脈（さこつかどうみゃく）、
> 大動脈、左室心尖部（さしつしんせんぶ）

> 日本では80代の患者さんが多いけど、欧米ではそれよりも
> 若い中リスクや低リスクの患者さんにも行われているよ。
> それだけ一般的な治療になっているんだね。

┃ 経大腿アプローチによるバルーン拡張型のTAVI

❶硬いガイドワイヤーを総大腿動脈から左室まで挿入します。

❷ガイドワイヤーに沿って、デリバリーカテーテルで折りたたまれた人工弁を運びます。

❸カテーテルの先のほうに付いているバルーンで、その上に収納された人工弁を広げて、植込みます。

★ バルーンを広げる時に人工弁がずれないように、一時的ペースメーカで、心拍数180〜200/分の頻拍の状態にします。

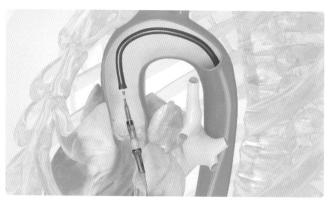

（画像提供：エドワーズライフサイエンス株式会社）

> TAVIでは自己拡張型の人工弁を使うこともあるよ。
> 折りたたんだ弁を収納している入れもの（外筒）を引き抜くと、
> 弁が自然に広がるんだ。

■ バルーン拡張型の人工弁：エドワーズサピエン3

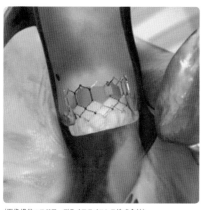

（画像提供：エドワーズライフサイエンス株式会社）

● バルーンにより人工弁を患者さんの大動脈弁の内側に植込みます。

★ 患者さんの大動脈弁は、大動脈弁の上部のふくらみ（バルサルバ洞）におさまり、TAVIの弁を支える役割を果たします。

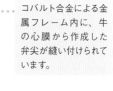

コバルト合金による金属フレーム内に、牛の心膜から作成した弁尖が縫い付けられています。

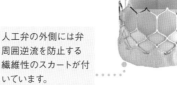

人工弁の外側には弁周囲逆流を防止する繊維性のスカートが付いています。

人工弁

● 合併症と観察ポイント

【治療中に起こる】

◆ 大動脈基部損傷、冠動脈閉塞、血管損傷、大動脈弁逆流などがあります。

◆ いずれも急変する可能性があるため、起こった場合の対応についてシミュレーションしておく必要があります。

【治療後に起こる（わかる）】

◆ 房室ブロック、心房細動、脳梗塞、急性腎障害などがあります。

◆ 特に高度房室ブロックでは心停止となることがあり、一時的ペースメーカの管理や心電図モニタリングが重要です。

● 患者さんへの説明 / ケアのポイント

◆ 高齢者が多いため併存症、身体・認知機能や栄養状態の把握が必要です。

◆ 入院生活による身体機能の低下、食思不振、不眠、せん妄、転倒などに注意が必要です。

◆ TAVIは低侵襲治療の一つですが、重篤な合併症のために1％程度で緊急の心臓や大血管の手術が必要となることがあります。

◆ 治療前には、緊急手術に備えた検査や説明を行い、心臓手術と同様に術前の歯科チェックを受けてもらいます。

◆ 治療後は、心不全やフレイル・サルコペニアのために低下した身体機能の改善を目指し心臓リハビリテーションを行います。

口の中の細菌が感染症の原因とならないように、むし歯などを治しておきます。

加齢や併存疾患により身体機能や認知機能の低下した状態（適切な介入により改善します）

加齢や疾患により筋力／身体機能が低下すること

なぜ？なに？ ギモン解決！

Q. TAVIを受けた後はどんなことに注意しないといけないの？

A. 外科用生体弁と同様の注意が必要です。5〜10年程度で生体弁の状態が悪くなりうるため、心エコーで人工弁機能をチェックします。人工弁への血栓付着を予防するために、抗血小板薬の服用が必要です。原因不明の発熱の際には、感染性心内膜炎を考慮し対応しなければなりません。

6章

心臓カテーテルにはいろいろな治療がある！

PTMC（経皮的僧帽弁交連切開術）

どんな患者さんに？

息切れ、失神、胸痛など

- 僧帽弁狭窄症があり、弁膜症による症状もしくは運動負荷試験における異常所見がある患者さんが、外科手術もしくはカテーテル治療（PTMC）の対象になります。
- 心エコーでみた僧帽弁の状態でPTMCに向いているかどうかを判断します。

可動性、厚み、石灰化

どんな治療？

- イノウエ・バルーンという先端に天然ゴム性のバルーンのついた器具を使用します。
- 僧帽弁をバルーンで繰り返し拡張することで、僧帽弁の交連を切開し僧帽弁を拡張します。
- 局所麻酔で治療可能です。

弁のはしの部分

■ イノウエ・バルーンによる弁拡張

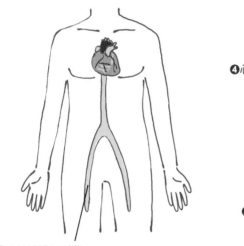

❶大腿静脈から挿入

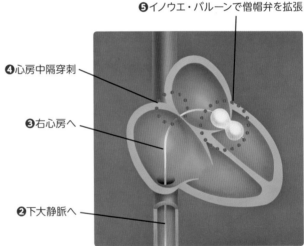

❺イノウエ・バルーンで僧帽弁を拡張

❹心房中隔穿刺

❸右心房へ

❷下大静脈へ

（画像提供：東レ株式会社）

■ イノウエ・バルーンの段階的拡張（画像提供：東レ株式会社）

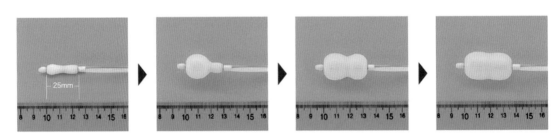

専用シリンジで希釈造影剤を注入するとバルーンが段階的に拡張します。

● 合併症と観察ポイント

p.14

POINT

【治療中に起こる】

◆重篤な合併症としては、心タンポナーデと重症僧帽弁閉鎖不全症があります。

◆心タンポナーデ：心房中隔穿刺が原因となることが多いです。血圧の低下から疑い、心エコーで心臓周囲に血液がたまっていることを確認します。確認次第、治療することが大切です。

◆僧帽弁閉鎖不全症：予防のため、拡張のたびに心エコーを確認し、過大な拡張は控えます。

【治療後に起こる（わかる）】 深部静脈血栓症、動静脈瘻、血腫、仮性動脈瘤

◆血管穿刺部のトラブルがあります。

◆穿刺部やその末梢部位の観察が必要です。

▌ 深部静脈血栓症

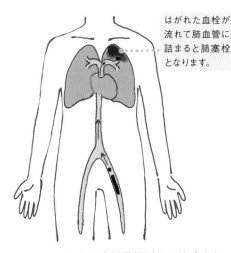

はがれた血栓が流れて肺血管に詰まると肺塞栓となります。

▌ 動静脈瘻と仮性動脈瘤

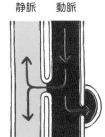

静脈　動脈

動静脈瘻

穿刺により血管に穴があき、動脈と静脈がつながって血液がまじりあいます。

仮性動脈瘤

穿刺により血管に穴があいて血液がもれ出し、まわりの組織を圧迫してこぶ状になります。

これらは大腿動静脈から治療を行った時に注意しないといけない合併症だよ。穿刺部が腫れていたり、血管雑音がしないか、脚に炎症所見がないかを観察しよう。

● 患者さんへの説明 / ケアのポイント

◆ PTMC は患者さんの負担が非常に低い治療方法ですが、患者さんの年齢や僧帽弁の形態によっては治療の効果が限られることがあります。

◆ PTMC 後もゆっくり再狭窄が進むため、1～2 年に 1 回は心エコーによる確認が必要です。

 ギモン解決！

Q. カテーテル治療と外科手術はどう使い分けするの？

A. 心エコーを行い僧帽弁の形態がカテーテル治療に適している場合には PTMC を、そうでない場合は外科手術を行います。また、左心房に血栓がある場合は血栓が全身に飛んでしまうリスク、中等度以上の僧帽弁閉鎖不全症がある場合は僧帽弁がさらに閉じなくなるリスクがあるため、手術を行います。

6章

心臓カテーテルにはいろいろな治療がある！

MitraClip® （経皮的僧帽弁クリップ術）
マイトラクリップ

どんな患者さんに?

息切れ、呼吸困難

◆重症僧帽弁閉鎖不全症による症状があり、外科手術が難しい患者さんや手術のリスクが高い患者さんが一般的な対象です。

・高齢
・肺・腎臓・肝臓などの内臓の機能障害
・フレイル
・低心機能
・免疫抑制薬の服用
・胸部の放射線治療や外科手術の既往など

どんな治療?

金属製で、ポリエステルで覆われている

◆MitraClip®という器具を使用します。
◆カテーテルを介して、クリップで僧帽弁の前半分（前尖）と後ろ半分（後尖）をつまむことで、僧帽弁の逆流を減らす治療方法です。
◆全身麻酔下に、経食道心エコーで観察しながら治療を行います。

MitraClip® の挿入 （画像提供：アボットメディカルジャパン合同会社）

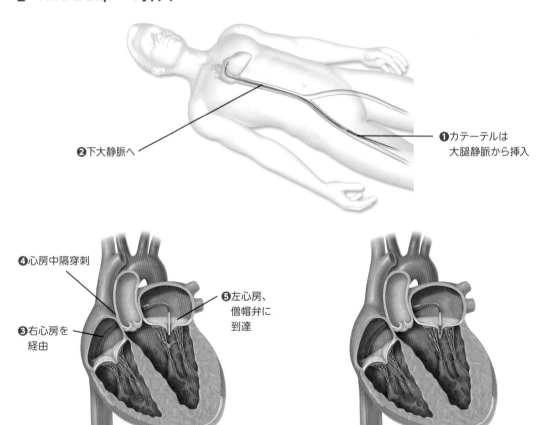

❷下大静脈へ

❶カテーテルは
大腿静脈から挿入

❹心房中隔穿刺

❺左心房、
僧帽弁に
到達

❸右心房を
経由

経食道心エコーを見ながらクリップを
留置する場所を決めています。

クリップで僧帽弁の前尖と
後尖をつまんでいます。

▌ MitraClip® の留置

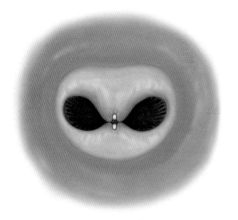

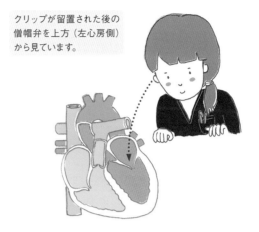

クリップが留置された後の
僧帽弁を上方（左心房側）
から見ています。

（画像提供：アボットメディカルジャパン合同会社）

● 合併症と観察ポイント

【治療中に起こる】

◆重篤な合併症としては、心タンポナーデ、僧帽弁の損傷、片側の弁尖のみ
のクリップによる把持、心房中隔穿刺孔での右左シャント、心エコープローブに
よる食道損傷などがあります。

◆多くの場合、血圧低下などバイタルサインに異常が出ます。

◆経食道心エコーで合併症が出ていないか確認します。

> 横になると苦しく
> て眠れないなど

【治療後に起こる（わかる）】

◆心不全の悪化：呼吸状態や胸部X線画像を確認しましょう。　心拡大　p.36

◆血管穿刺部のトラブル（深部静脈血栓症、動静脈瘻、血腫、仮性動脈瘤）：穿刺
部やその末梢部位の観察が必要です。

● 患者さんへの説明 / ケアのポイント

◆一次性僧帽弁閉鎖不全症の患者さん：高齢者が多いため併存症、身体・認知機能
や栄養状態の把握が必要です。

> 弁自体に異常がある

◆二次性僧帽弁閉鎖不全症の患者さん：心臓再同期療法機能付きデバイスが植え込
まれていたり、多数の抗心不全薬を服用していたりします。

> 弁周囲の心房や心室
> に異常がある

◆特に二次性の患者さんはMitraClip®後も心不全を起こすリスクが残るため、心
不全に対する継続的なケアが必要です。

◆いずれの患者さんも、心臓手術と同様に術前に歯科チェックを受けてもらいます。

p.105

なぜ？ なに？ ギモン解決！

Q. カテーテル治療と外科手術はどう使い分けするの？

A. 第一に、外科手術が難しい場合にカテーテル治療の候補となります。またそれに加えて、僧帽弁の形や大き
さなどがカテーテル治療に向いていることも必要です。

（樋口亮介）

6章 心臓カテーテルにはいろいろな治療がある！

不整脈の治療

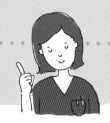

アブレーション

どんな患者さんに?

● おもに心拍が速い不整脈に対して、動悸の改善や心不全・脳梗塞・突然死などのリスクを下げるために行われます。

発作性上室頻拍・心房頻拍・心房粗動・心房細動・心室期外収縮・心室頻拍などの頻脈性不整脈

どんな治療?

● 不整脈の発生部位・回路をカテーテルで焼く治療です。
● カテーテルを足の付け根や首、鎖骨下の静脈から挿入します。

アブレーションでは、心臓の中に留置したカテーテルからの電気信号をみて不整脈の診断を行うよ。

▍高周波アブレーション

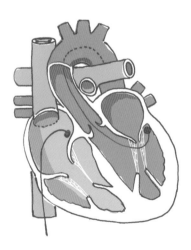

● 心臓の内側に密着させたカテーテル先端と体に貼った対極板との間で、高周波エネルギーを流すことにより、心臓の表面に数 mm の火傷を作り、不整脈の発生部位や回路を物理的に焼灼します。

▍バルーンを用いたアブレーション

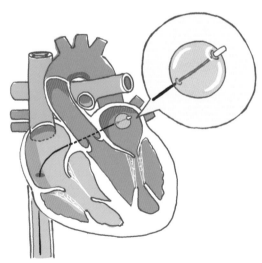

● 心房細動の治療には、先端に風船が装着されているバルーンカテーテルも使用されます。
● 高周波によるホットバルーンと、冷却によるクライオバルーンと、レーザーによる内視鏡ガイド下レーザーバルーンがあります。

● 合併症と観察ポイント

【治療中に起こる】 ....
- ◆ 心タンポナーデ、脳梗塞、大血管損傷などがあります。
- ◆ 急変する可能性があり、早期発見・対処が必要です。

> 心臓周囲に出血して、心臓が圧迫される状態

【治療後に起こる（わかる）】
- ◆ カテーテル挿入部の仮性動脈瘤（かせいどうみゃくりゅう）、動静脈瘻（どうじょうみゃくろう）、再出血や不整脈の再発などがあります。

「治療中に起こる合併症」が帰室後や翌日に明らかになる
こともあり、注意が必要だよ。

● 患者さんへの説明 / ケアのポイント

- ◆ アブレーション後は必ず12誘導心電図を確認し、心電図モニターも装着し、合併症の発生に注意します。 ....
- ◆ アブレーションは静脈麻酔で行うことが多く、帰室後に麻酔の効果が長引くことがあります。
- ◆ アブレーション前後で抗不整脈薬や抗凝固薬の調整が必要になることが多く、薬剤の確認が必要です。

> 一度覚醒しても、再度呼吸抑制が起こりうるので、注意しましょう。

なぜ？ なに？ ギモン解決！

Q. アブレーション前後で抗不整脈薬の調整が必要になるのはなぜ？

A. アブレーション前は不整脈を誘発させて不整脈の診断をつけるため、抗不整脈薬の休薬が必要になることがあります。また、アブレーション後は焼灼の影響で不整脈が出やすいこともあり、抗不整脈薬を調整することがあります。

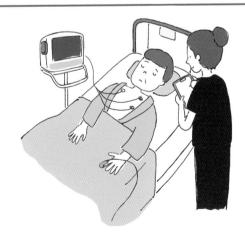

不整脈は起きて
いないかな？
呼吸に異常はな
いかな？

心臓に火傷を作って治療するため、時間経過で不完全な火傷の
部位が治ってきたりして、不整脈が再発することがあるよ。
アブレーションが成功しても、外来で経過を観察することが大切！

▌WATCHMAN™（左心耳閉鎖術）

どんな患者さんに？

抗凝固薬の
代替治療

●出血リスクが高いため、抗凝固薬の継続的な内服が困難な心房粗動・心房細動の患者さんに行われます。

脳梗塞・血栓塞栓症予防の
ため抗凝固薬が必要

どんな治療？

●心房粗動・心房細動で血栓（けっせん）が生じやすい、左心耳（さしんじ）に左心耳閉鎖デバイスを留置して、左心耳を閉鎖する治療です。

●カテーテルを足の付け根から挿入し、上記デバイスを留置します。

▌左心耳閉鎖術の手順

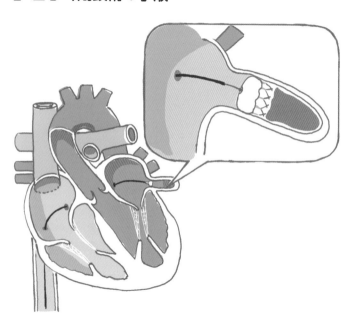

❶経食道心エコー、透視を確認しながら、鼠径部から挿入したカテーテルを右心房から左心房に穴をあけて挿入します。

❷カテーテル先端に装着されている左心耳閉鎖デバイスを左心耳に留置します。

❸左心耳閉鎖デバイスのみ体内に残され、カテーテルは体外に抜去されます。

❹留置された左心耳閉鎖デバイスは時間とともに心臓の正常な心内膜に覆われて、左心耳が閉塞されます。

● 合併症と観察ポイント

【治療中に起こる】

◆心タンポナーデ、脳梗塞、大血管損傷、左心耳閉鎖デバイスの脱落などがあります。 p.141

急変する可能性が
あり、早期発見・
対処が必要です。

【治療後に起こる（わかる）】

◆カテーテル挿入部の仮性動脈瘤（かせいどうみゃくりゅう）、動静脈瘻（どうじょうみゃくろう）、再出血などがあります。

「治療中に起こる合併症」が帰室後や翌日に明らかになることもあるよ。

● 患者さんへの説明 / ケアのポイント

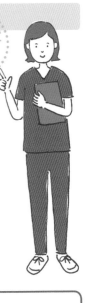

◆術後は必ず12誘導心電図を確認し、心電図モニターを装着し、合併症の発生に注意が必要です。

◆意識レベル、呼吸数、経皮的酸素飽和度に注意しましょう。

◆術前後で抗凝固薬・抗血小板薬の調整が必要になることが多く、薬剤の確認が必要です。

 ギモン解決!

Q. 術後は抗血小板薬・抗凝固薬はどうするの?

A. 術後45日まで原則抗凝固薬と抗血小板薬1剤(ワルファリン・アスピリン)の内服が必要です。その後、抗血小板薬2剤へ、さらに術後半年で抗血小板薬単剤にします。

COLUMN

Brockenbrough法
（ブロッケンブロウ）

心房粗動・心房細動・上室頻拍、心室頻拍のアブレーション、左心耳閉鎖デバイス移植術、MitraClip®留置の場合などに、シースやカテーテルを左心房に挿入する際に行います。

下大静脈から右房にかけて長いシースを挿入し、心房中隔穿刺針をこのシースの中に挿入します。経食道心エコー、心腔内エコー、透視画像、右心房造影などにより、シース先端を右心房側の心房中隔卵円孔に固定し、シース先端より心房中隔穿刺針を左房側へ出すことで心房中隔に小さい穴を空けてシースを左房へ挿入します。手技に伴い、心タンポナーデや大動脈損傷などの合併症があり、術中および術後も慎重な経過観察が必要です。

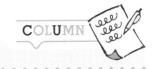

■心房中隔を穿刺したところ

エコーカテーテル　心房中隔穿刺針

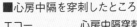
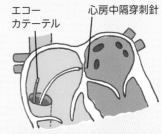
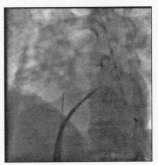

ペースメーカ

どんな患者さんに?

- おもに心拍が遅い不整脈の患者さんが対象です。
- ふらつき・めまい、失神や心不全などの症状を認める場合に、必要です。

洞不全症候群・房室ブロック・徐脈性心房粗動／心房細動などの徐脈性不整脈

どんな治療?

- 右心房および（または）右心室にリード線、胸部または腹部にペースメーカ本体を挿入します。
- ペースメーカ本体とリード線を通して、徐脈発生時に心臓を刺激し、心臓の働きをサポートします。

■ ペースメーカの植込み

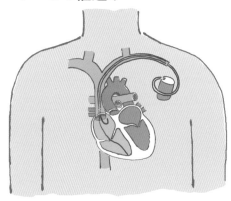

❶前胸部に4cm前後の切開を行い、ペースメーカ本体を入れるためのポケットを作成します。

❷透視を見ながら、シースを鎖骨下〜腋窩静脈（えきか）に挿入します。

❸リード線を右心房・右心室に置き、計測値が良好であれば、その部位に固定します。

❹リード線とポケット内に挿入したペースメーカ本体を接続します。

最近では、リード線のないリードレスペースメーカも使用されてきているよ。

■ リードレスペースメーカ

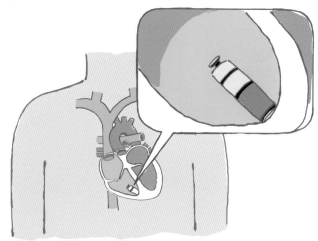

- 足の付け根よりカテーテルを挿入し、右心室にペースメーカを留置します。

- ポケットはなく、体の外からはペースメーカの挿入した痕はわからなくなります。

● 合併症と観察ポイント

【治療中に起こる】 ⋯⋯⋯⋯⋯

◆リード線の脱落、心タンポナーデ、大血管損傷、気胸などがあります。

p.141

【治療後に起こる（わかる）】

◆リード線の脱落、ペースメーカ感染症、創部血腫などがあります。

◆「治療中に起こる合併症」が帰室後や翌日に明らかになることもあります。

> 急変する可能性があり、早期発見・対処が必要です。

● 患者さんへの説明／ケアのポイント

◆ペースメーカ設定を確認します。

◆術後は心電図モニターを装着し、上記合併症のほか、ペースメーカ不全の発生に注意します。

◆創部の血腫や感染所見にも注意します。 発赤や腫脹など

◆遠隔モニタリングの導入の有無、条件付き MRI 対応デバイスかどうかにも注意します。

> ペーシングレート、ペーシングモードなど

> カード発行手続きが必要

> 自宅からデータを送信するシステム

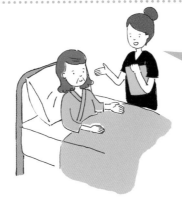

植込んだ部分が痛くなったり、赤くなったりしたら、病院へ相談してくださいね。

なぜ？ なに？ ギモン解決！

Q. 術後の安静度はどうするの？

A. リード線が心臓内で固定されるのに、1〜3 カ月ほど必要なため、植込み側の肩関節の可動は術後早期には徐々に行ってもらいます。

Q. 外来のフォローはどうするの？

A. 施設によりますが、ペースメーカの計測・調整に特化したペースメーカ外来に通院してもらいます。遠隔モニタリングでもフォローします。

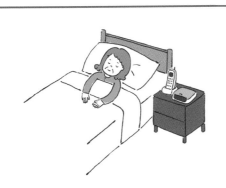
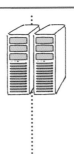
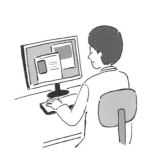

ICD（植込み型除細動器）/ CRT（心臓再同期療法：両室ペースメーカ）

どんな患者さんに?

心室頻拍や
心室細動など

- ICD は、致死性心室性不整脈の初回もしくは 2 回目以降の発生が予測される、心不全や遺伝性不整脈の患者さんに必要です。
- CRT は、心臓の伝導障害を持つ心不全の患者さんに必要です。

どんな治療?

- 右心房および（または）右心室、CRT では冠静脈洞にリード線を挿入します。
- 胸部または腹部に ICD/CRT 本体を挿入し、リード線と接続します。
- ICD/CRT 本体をポケット内に留置します。

■ ICD のしくみ

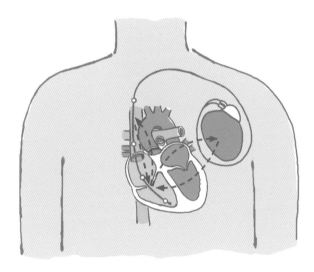

❶心室リード先端で致死性不整脈を感知します。

❷心室リードと ICD 本体により、ペーシング治療もしくはショック治療を行い、不整脈を停止させます。

----→ 電気の流れ

ICD には経静脈リードを使用しない皮下植込み型 ICD が、CRT には ICD の機能も持った CRT-D（両室ペーシング機能付き植込み型除細動器）も病状により使用されるよ。

▌ CRT のしくみ

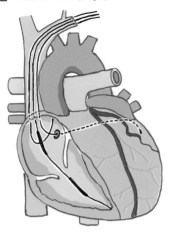
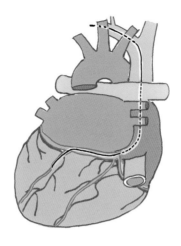

●冠静脈洞に挿入した左心室リードと右心室リードからペーシングすることにより、心臓の電気の流れを整えます。そのことにより、予後の改善が期待できます。

● 合併症と観察ポイント

【治療中に起こる】　p.141

◆リード線の脱落、心タンポナーデ、大血管損傷、気胸などがあります。

◆急変する可能性があり、早期発見・対処が必要です。

【治療後に起こる（わかる）】

◆リード線の脱落、ICD/CRT 感染症、創部血腫、不適切 ICD 作動があります。

◆「治療中に起こる合併症」が帰室後や翌日に明らかになることもあります。

> ICD が不整脈を誤認識して治療してしまうこと

POINT

● 患者さんへの説明 / ケアのポイント

◆ペースメーカ設定を確認します。

◆心電図モニターでペーシング不全の有無や、創部の血腫や感染所見にも注意します。

◆遠隔モニタリングシステムは、特に ICD や CRT の患者さんには、ていねいなケアを可能にする有効なデバイス管理システムであり、導入が好ましく、患者さんへ説明が必要です。

◆条件付き MRI 対応デバイスかどうかも確認します。

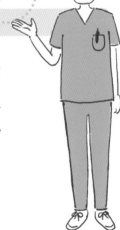

6章 心臓カテーテルにはいろいろな治療がある！

なぜ？ なに？ ギモン解決！

Q. 外来のフォローはどうするの？

A. 施設によって異なりますが、ペースメーカの計測・調整に特化したペースメーカ外来に通院してもらいます。遠隔モニタリングでもフォローします。

Q. ICD が作動した場合はどうするの？

A. プログラマーもしくは遠隔モニタリングで実際の不整脈を確認のうえ、原因に応じて臨時で連絡したり、もしくは受診してもらい、薬物調整、ICD/CRT の設定変更、入院加療を行います。

（長瀬宇彦）

● 心筋疾患の治療

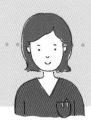

▍PTSMA（経皮的中隔心筋焼灼術）

どんな患者さんに？

● 閉塞性肥大型心筋症の患者さんで、適切な薬物治療を行っても息切れなどの症状が残る患者さんが対象です。

● 心エコーやカテーテル検査で、安静または負荷により 50mmHg 以上の左室内圧較差が残る場合に行います。

β遮断薬・Ca 拮抗薬・I 群抗不整脈など

どんな治療？

血液の流れをさまたげている

● 肥大した中隔心筋を栄養している血管に、バルーンの付いたカテーテルで純エタノールを注入します。

● エタノールにより中隔心筋が凝固壊死を起こします。

● 壊死した心筋が収縮しなくなり、圧較差が軽減します。

▍PTSMA による心筋の凝固壊死

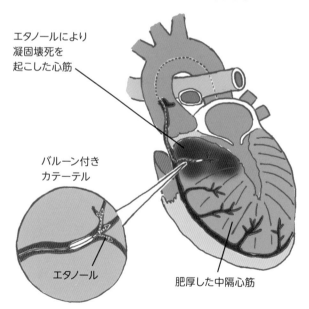

エタノールにより凝固壊死を起こした心筋

バルーン付きカテーテル

エタノール

肥厚した中隔心筋

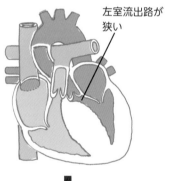

左室流出路が狭い

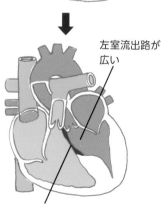

左室流出路が広い

エタノールにより壊死した心筋

● 目的とする中隔枝に、オーバーザワイヤーバルーンカテーテルを挿入します。

● エタノールを注入します。

● 治療直後から壊死した心筋が収縮しなくなります。

● 凝固壊死した心筋は半年から 1 年かけて徐々に退縮し（薄くなり）ます[*]。

* Braunwald, E. Hypertrophic cardiomyopathy--the benefits of a multidisciplinary approach. N Engl J Med. 347(17), 2002, 1306-7.

■ PTSMA のカテーテル挿入

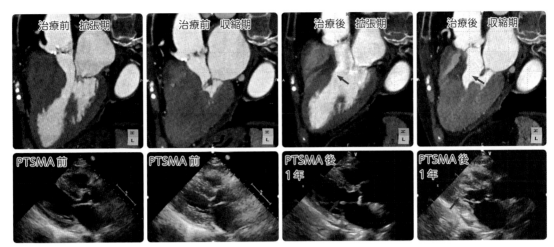

●上段：心臓 CT、下段：心エコー。矢印➡がエタノールによる焼灼部位。

●壁運動が低下し薄くなっているのがわかります。

● 合併症と観察ポイント

【治療中に起こる】

◆右脚ブロックを生じやすいため、もともと左脚ブロックがあると完全房室ブロックを起こしやすいです。

◆一時的ペースメーカにより右室穿孔が起き、心嚢液貯留から心タンポナーデになることがあります。 ………… 房室ブロックに備えて留置する

◆標的とした中隔枝以外へエタノールがもれ、意図しない心筋に心筋梗塞が起きることがあります。

【治療後に起こる（わかる）】

◆術後 1 週間以内は不整脈が出現することがあるため、モニター観察が必要です。 ………… 房室ブロックや心室頻拍

◆一時的ペースメーカは術後数日残しておき、房室ブロックが出現しないことを確認してから抜去します。

なぜ？ なに？ **ギモン解決！**

収縮力を落とす作用

Q. 適切な薬物治療とは？？

A. 中隔心筋の肥大に心臓の過収縮が加わることで左室内圧較差が増悪します。陰性変力作用のあるβ遮断薬（一般的にはβ₁選択性）とⅠ群抗不整脈薬や Ca 拮抗薬も使用します。一方、心不全の際に用いられることが多い ACE 阻害薬・ARB は左室内圧較差を増悪させます。左室内圧較差がある場合は投与禁忌です。

6章 心臓カテーテルにはいろいろな治療がある！

● 患者さんへの説明／ケアのポイント

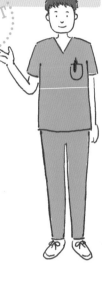

POINT

◆薬物治療は、心不全と不整脈の予防のために必要です。PTSMA により症状は改善するものの、その後も内服は継続します。

◆息切れ症状は、治療直後から改善しますが、半年から 1 年かけて心筋が薄くなるにつれさらに改善します。

◆失神の既往がある患者さんの場合、致死性不整脈が原因の場合と、左室内圧較差の増悪が原因の場合があります。労作後の失神は左室内圧較差の増悪により起きることが多く、PTSMA で改善します。

◆肥大型心筋症は遺伝子異常が原因です。

> 患者家族も心電図検査を受け心肥大がないか確認することを勧めましょう。

> 治療後症状が残る場合でも、あせらず経過をみるように伝えましょう。

COLUMN

PTSMA と外科的中隔心筋切除術とペースメーカ治療の使い分け

◆PTSMA と外科的中隔心筋切除術は、中隔心筋縮小術と呼ばれます。どちらを勧めるかは、年齢をふまえた手術リスクと構造的異常の有無で決めます。適切に選択すれば治療後の予後はかわらず良好です。

◆若年で発症する患者さんほど中隔心筋の肥大が強く、異常筋束などの構造異常をともなっていることが多いため、外科的中隔心筋切除術を行います。

◆手術リスクの高い高齢者は PTSMA を選択します。

◆逸脱をともなう僧帽弁閉鎖不全症を合併している場合は、外科的中隔心筋切除術と同時に僧帽弁形成術を行いますが、収縮期前方運動（SAM）が僧帽弁逆流の原因になっている場合は PTSMA でも改善します。術前の画像診断が重要です。

◆ペースメーカ治療は、治療効果が一定しません。まずは中隔心筋縮小術を優先します。

> 僧帽弁の前尖が心収縮時に、血流によって持ち上げられて、中隔方向に寄っていく現象です。肥厚した中隔と、前尖により、左室流出路閉塞が生じます。

（髙見澤格）

先天性心疾患の治療

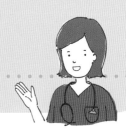

ASD 閉鎖

どんな患者さんに?

- CT、エコーなどの画像検査で、解剖学的にカテーテルでの治療が可能と判断された心房中隔欠損症の患者さんに行います。

  ASD：心房中隔の一部に欠損があり、右心房と左心房に交通がある

どんな治療?

- ナイチノールを用いた自己拡張型デバイスを、カテーテルを通して目的の場所まで進め、留置します。

  チタンとニッケルの合金

ASD 閉鎖の手順

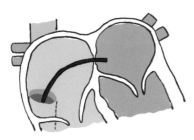

❶大腿静脈からカテーテルを挿入し、欠損孔を通して左心房まで進めます。

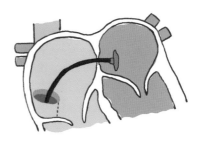

❷デバイスの左心房側のディスクを開きます。

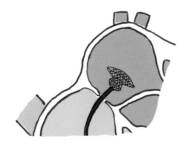

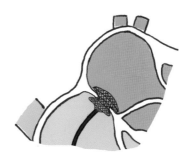

❸欠損孔の位置に合わせ、右心房側のディスクが開き、左右のディスクで心房中隔をはさみこみます。最後にシャフトを切り離します。

合併症と観察ポイント

◆一般的なカテーテル治療の合併症のほかに、デバイス偏移の有無を観察します。

◆心電図モニタリングを行い期外収縮の急激な増加があった場合は、胸部X線、エコー、CT検査などを必要に応じて行います。

デバイスが留置した場所から動いてしまうこと

● 患者さんへの説明 / ケアのポイント

◆穿刺部の感染、出血などの確認、バイタル測定、心電図モニタリングを行います。

◆術後はほとんど大きな合併症はありませんが一定期間の経過観察を行った後、退院となります。

◆血栓予防で抗血小板薬の内服を行いますが、出血する可能性のある併存症、既往 •••••• 歴は事前に問診で確認しておく必要があります。

> 糖尿病、高血圧、脂質異常、高齢、フレイル（虚弱）など

なぜ？ なに？ ギモン解決！

Q. いつまで抗血栓薬を内服しなくてはいけないの？

A. 3〜6 カ月までは留置したデバイスに血栓がつく可能性があるので、抗血栓薬を内服します。その後はデバイスの表面が内皮化すると考えられているので、抗血栓薬は中止可能なケースが多いです。

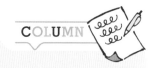

COLUMN

卵円孔（PFO）閉鎖術 ••••••••

卵円孔は、胎児循環に必要な心房中隔に位置するスリット状の孔のことです。成人の約 20％は開存したままといわれていますが、何らかの原因で下肢静脈などにできた血栓が心臓内に入ってきて、その卵円孔を通り動脈系に移動すると脳梗塞を起こします。脳梗塞は生活の質を落とす疾患であり、予防が重要です。2018 年に欧米で 3 つの大きな臨床試験の結果が発表され、卵円孔デバイス閉鎖による脳梗塞の 2 次予防の有用性が示されました。

■卵円孔を通過する血栓

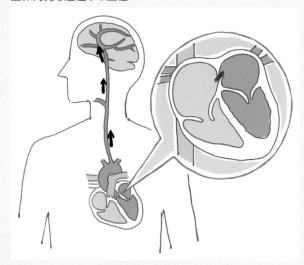

比較的若い患者さんで動脈硬化が少ないにもかかわらず脳梗塞を起こした際は、卵円孔を介した奇異性脳塞栓を疑います。

心エコー、CT、頭部 MRI 検査などを行い、ブレインハートチームといわれる脳神経と循環器の専門医でよく話をして治療適応を検討します。

治療自体は ASD 用の経カテーテルデバイス閉鎖と非常によく似た方法で行うことができます。

| PDA 治療

どんな患者さんに?

- 心不全や肺高血圧症を起こしている患者さんに対して行います。
- 動脈管開存症自体が感染性心内膜炎のリスクになるとも考えられているので、解剖学的にカテーテルで治療が可能であれば積極的に行う傾向にあります。

どんな治療?

- ナイチノールの自己拡張型のデバイスで閉鎖します。
- CT やカテーテル検査でデバイスの大きさを決めます。

PDA

▌動脈管開存症の手術

 しばる
 クリップで止める

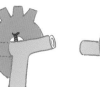
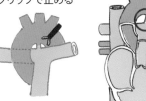

- 手術の場合は糸でしばったり、クリップで止めることもあります。
- カテーテルでの治療が可能なことが多く、動脈管開存症単独で手術を受けることはあまりありませんが、開胸術の適応がある方は同時に外科的に閉鎖することもあります。

▌動脈管開存症のカテーテル治療

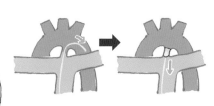

- 大動脈側から肺動脈側に引き込みデバイスを留置することが多いです。
- 径が 2mm 以下の場合はコイルで治療を行うことが多いです。
- 局所麻酔でできることもカテーテル治療の大きな強みです。

● 合併症と観察ポイント

◆一般的なカテーテル治療の合併症のほかに、留置後に大動脈側の血液にデバイスが当たり、溶血を起こすことがあります。
◆尿が赤くなったりした場合は、溶血を疑います。

> 通常 PDA で溶血が起こっても経過観察できることが多いですが、腎機能が悪い方はカリウムなどの変動に注意です。

● 患者さんへの説明 / ケアのポイント

◆局所麻酔で治療できるので、基本的に翌日から歩行可能で翌々日には退院できることが多いです。
◆X 線検査などでデバイスの位置確認を行います。
◆血液検査ではカリウム値が上がったり、貧血が進行しないか確認が必要です。
◆デバイス治療では抗血栓薬の内服の必要はありません。

> 特に正面・側面の二方向で撮ると三次元的な評価が可能です。

（佐地真育）

6章
心臓カテーテルにはいろいろな治療がある!

末梢血管疾患の治療

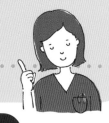

EVT（末梢動脈疾患カテーテル治療）

どんな患者さんに?

- 内服加療や運動療法などの保存的加療で症状の改善がみられない患者さんを対象に行います。
- 急性動脈閉塞症の場合、治療のタイミングが遅れると四肢を助けること（救肢）ができない可能性があり、緊急治療の対象となる場合があります。
- 慢性動脈閉塞症でも、潰瘍・壊死が始まっている場合、創傷治癒を遅らせないために治療を急ぐ必要がある場合もあります。

どんな治療?

- さまざまな形状のカテーテルを治療対象となる血管まで挿入して、ガイドワイヤーを病変部に通過、その後病変部位を拡張させます。
- 病変の部位や形態に応じて最適なデバイスを選択します。

EVTのデバイスの種類

- 現在は、単なるバルーンやステント以外にも、薬剤がコーティングされたバルーン／ステント、人工血管もあります。
- ステントもバルーンで拡張するもの（バルーン拡張型）、自然に拡張する自己拡張型のものがあります。

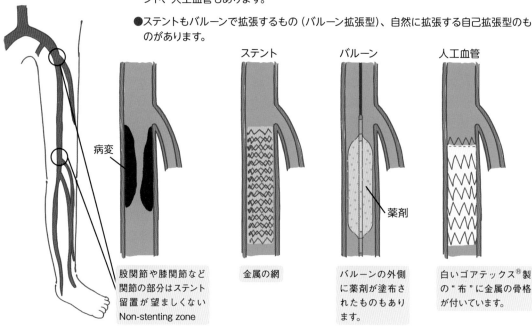

病変

股関節や膝関節など関節の部分はステント留置が望ましくないNon-stenting zone

ステント

金属の網

バルーン

薬剤

バルーンの外側に薬剤が塗布されたものもあります。

人工血管

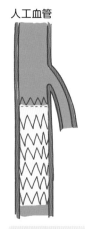

白いゴアテックス®製の"布"に金属の骨格が付いています。

- これらのうち、病変の部位や形態に応じて、最適なデバイスを選択します。

● 合併症と観察ポイント

◆血管損傷・穿刺部出血による血圧低下などのバイタルサインの変化に注意が必要です。

◆末梢塞栓やコレステロール塞栓による、より遠位部の血流低下による症状にも留意します。 ⋯⋯⋯⋯⋯⋯ 足趾の疼痛や色調不良など

◆造影剤などによる薬剤アレルギー症状にも留意する必要があります。

◆上肢からのアプローチでない限り、脳梗塞の発症はまれです。

● 患者さんへの説明 / ケアのポイント

◆冠動脈に対する PCI と異なり、膝裏や足背・内くるぶしなど穿刺部位が多彩であり、手技中に実際に穿刺した部位を確認し経過観察する必要があります。

◆穿刺部の合併症として血腫のほか、仮性動脈瘤や動静脈瘻などがあります。

◆間欠性跛行症状のある患者さんは、治療後も積極的に歩行し運動療法を継続する必要があります。

◆潰瘍・壊死がある場合は運動療法は逆に禁忌となり、創部に荷重がかからないようにします。 ⋯⋯⋯ 免荷

> いずれの場合でも入浴・足浴・洗浄を定期的に行い、
> 下肢を清潔に保つことは大切だよ。

なぜ? なに? ギモン解決!

Q. 重症下肢虚血の患者さんはどんなことに注意しないといけないの?

A. 重症下肢虚血の患者さんは、冠動脈疾患や脳血管疾患を合併していることも多く、状態が急変することが少なくありません。強い疼痛や壊死を起こした下肢の状態だけでなく、全身状態にも十分気を配る必要があります。

心臓カテーテルにはいろいろな治療がある!

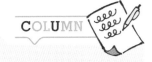

COLUMN

フォガティーカテーテル

◆急性動脈閉塞症の多くは、体内のほかの部位で生じた血栓が流れてきて閉塞させる塞栓症が原因となります。

◆多量の血栓はカテーテルでの回収が困難な場合が多く、低侵襲に外科的な切開が可能な部位から、フォガティーカテーテルを挿入して、外科的に血栓摘除を行います。

⋯⋯ 多くは鼠径部

■フォガティーカテーテルによる血栓摘除

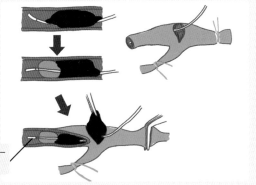

先端に血栓回収用のバルーンが付いたカテーテル

（田中悌史）

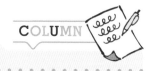

TEVAR・EVAR
ティーバー　イーバー

◆胸・腹部大動脈瘤で、高齢や他合併疾患により外科的な開胸・開腹による人工血管置換手術が困難なケースでは、経カテーテル的に人工血管を挿入するステントグラフト手術が適応となる場合があります。

◆胸部大動脈瘤に対するステントグラフト手術が TEVAR（thoracic endovascular aortic repair）、腹部が EVAR（endovascular aortic repair）です。

◆カテーテル治療ではあるものの、現時点ではデバイスが太く、足の付け根（鼠径部）を外科的に切開して挿入します。

■ステントグラフトの挿入

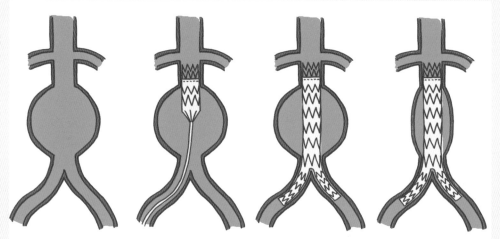

自己拡張型のステントグラフトを少しずつ広げていく

ステントグラフト留置後

慢性期：瘤内の圧が下がり、動脈瘤が縮小

（田中悌史）

補助循環

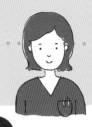

IABP（大動脈内バルーンパンピング）
（アイ エー ビー ビー）

どんな患者さんに？

● 心原性ショックの患者さんや、急性冠症候群の際の病状の安定化が必要な患者さんに対し使用されます。

● 心不全や心筋炎に対する治療や、PCIの途中に冠動脈の血流が低下した場合に使われることもあります。

どんな治療？

心筋収縮時に心筋にかかる負荷

● 大動脈に挿入したバルーンを、ふくらませたり、しぼませたりすることで、心臓のはたらきを助けます。

● 後負荷を軽減させ、心拍出量を増加させます。

● 脳や冠動脈などへの血流を増加させます。

効果を発揮

中等度以上の大動脈弁閉鎖不全症の患者さんや、大動脈疾患や血管性状の不良な患者さんではIABPの効果が出ないので使用できないんだ。

IABP の働き

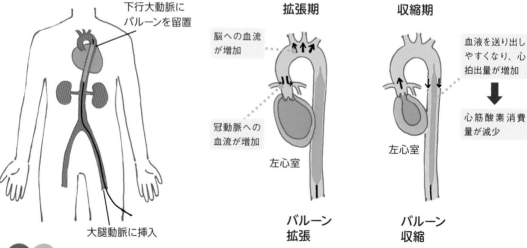

下行大動脈にバルーンを留置

大腿動脈に挿入

拡張期

脳への血流が増加

冠動脈への血流が増加

左心室

バルーン拡張

収縮期

血液を送り出しやすくなり、心拍出量が増加

心筋酸素消費量が減少

左心室

バルーン収縮

なぜ？ なに？ ギモン解決！

Q. バルーンの中にはなにが入っているの？

A. バルーンの中にはヘリウムガスが充填されています。ヘリウムは元素の中で2番目に軽く、なおかつ引火する危険性も低いという特徴があります。バルーンがすみやかに拡張・収縮するためにヘリウムの軽さが重要です。

● 合併症と観察ポイント

◆合併症の中でも挿入箇所からの出血・感染については、特に注意が必要です。 ⟞⟞⟞⟞ 入れ替えや抜去を
検討

【感染】

◆本来 IABP の必要性が高い病態が続いていても継続的留置が困難となるばかりか、
敗血症を起こすこともあります。

◆鼠径部はどうしても清潔の維持が難しいところですが、適切にケアを行い清潔に
保つことが必要です。

◆重症化する前の局所的感染徴候への早い気付きも重要です。

● 患者さんへの説明 / ケアのポイント

◆とにかく安静を保ってもらうことが重要です。 ⟞⟞⟞⟞⟞⟞⟞⟞⟞⟞⟞⟞⟞ ケアの際の体位
変換時には十分
注意！

◆体動により、心電図にノイズが生じて適切に駆動しなくなります。

◆体動が大きいと位置が変わってしまったり、場合によっては動脈を損傷してしま
うこともありえます。

◆留置にあたっては留置期間や患者さんの状態に応じて、鎮静薬の使用を検討する
必要があります。

◆ ACT を 180～200 秒程度に保つことが推奨されています。ただし、一般にはオ
ーグメンテーション圧 100％でサポート比 1：1 なら血栓付着リスクは低いとさ
れています。

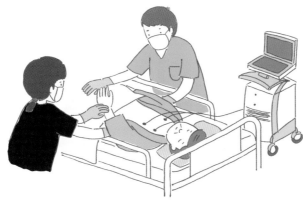

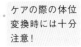

6章

心臓カテーテルにはいろいろな治療がある！

なぜ？ なに？ **ギモン解決！**

**Q. 心電図波形を正確に出すことが非常に重
要なのはなぜ？**

A. IABP は心周期に合わせて適切なタイミングで駆動
させることが非常に重要です。心周期への同期の方
法はいくつかありますが、多くの場合、心電図に合
わせて同期させています。そのため、心電図にノイ
ズが入ったり、うまく波形がとれていないと、同期し
ていなかったり、駆動しなかったりするのです。
バルーン拡張の至適なタイミングは dicrotic notch
（ディクロティック・ノッチ）という大動脈弁閉鎖直
後で、心電図では T 波の頂上にあります。収縮は、
拡張末期圧が十分低下した所、心電図では P-R の
間にあたります。

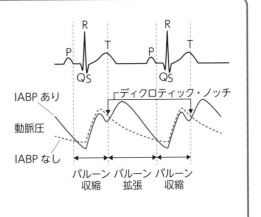

PCPS（経皮的心肺補助）

どんな患者さんに？

- 呼吸・循環をサポートが必要な患者さんに使用する体外式補助循環装置です。
- 心肺停止の患者さんの蘇生を目的として使用されます。
- 重症呼吸不全や重症循環不全により瀕死の患者さんに対しても使用されます。

どんな治療？

- ガス交換と循環を行うことができるため、肺と心臓の機能を補うことができます。
- ポンプの力で血液を抜いて、回路内の人工肺でガス交換を行い、大腿動脈に血液を送ります。

送血　　　　　　　脱血

PCPS のしくみ

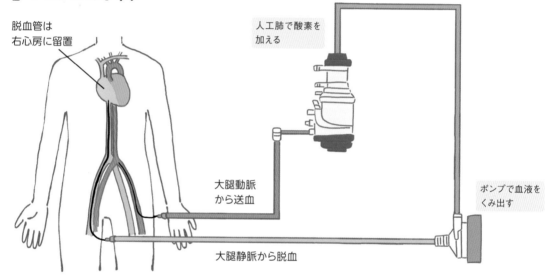

脱血管は
右心房に留置

人工肺で酸素を
加える

大腿動脈
から送血

ポンプで血液を
くみ出す

大腿静脈から脱血

合併症と観察ポイント

【血管損傷】

◆心肺停止の蘇生治療として使用する場合には、緊急で導入されることが多いため、カニューレ挿入時に血管を損傷し、出血する可能性があります。

【出血】

◆血管損傷による出血に加えて、挿入部からじわじわと出血することがあります。

出血量がどれくらいになっているかチェック！

【感染】

◆鼠径部から動静脈にカニューレを挿入することになるため、長期間留置すれば感染症を起こすリスクも高まってしまいます。

局所的な感染徴候がないかチェック！

【下肢阻血】

◆大腿動脈へ挿入されるカニューレが太いため、その末梢の下肢阻血を生じる可能性があります。

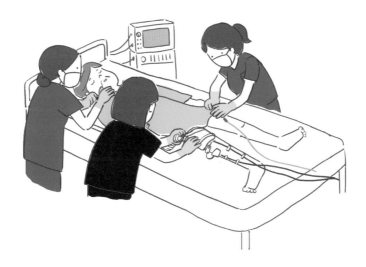

● 患者さんへの説明 / ケアのポイント

◆ PCPS を導入されている患者さんは鎮静されているため、直接患者さんに説明を⋯⋯⋯ おもに家族に説明
行うことは基本的にはできません。

◆ 患者さんは重篤で、瀕死の状態となっていることも多く、家族に対し、十分に精
神的なケアを行う必要があります。

◆ PCPS は、悪化した呼吸・循環の状態が回復するまでの間に行う一時的な治療で⋯⋯⋯
す。

◆ ヘパリンコーティング回路の時は ACT180〜200 秒程度、通常回路の時は 250
〜300 秒程度を維持することが推奨されています。

血流の維持に大
量の輸血が必要に
なったり、体内に
送られる血液が肺
静脈を逆流し、長
期間留置すると肺
水腫になります。

PCPS はあくまでも一時的な治療なので、長期間行うことが
できないことを、家族によく理解してもらう必要があるよ。

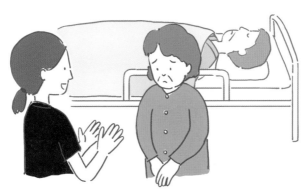

なぜ？ なに？ **ギモン解決！**

Q. ECMO（体外式膜型人工肺）と PCPS ってどう違うの？

A. ECMO（extra corporeal membrane oxygenation）には、呼吸の補助を目的とし右心系から脱血し右心系に
送血する VV-ECMO と、呼吸・循環両方の補助が可能で、右心系から脱血し、左心系に送血する VA-
ECMO があります。PCPS は VA-ECMO のことを指します。

6章

心臓カテーテルにはいろいろな治療がある！

IMPELLA®（補助循環用ポンプカテーテル）

どんな患者さんに?

● 左心室の収縮能が著しく低下した患者さんが治療対象になります。

> 急性心筋梗塞や心筋炎による心原性ショック、重症心不全が急性増悪し、薬物治療でのコントロール不能の場合

どんな治療?

● 左心室内にカテーテルを挿入し、直接血液を吸入し、ポンプを用いて上行大動脈に送血することにより、循環を補助します。

IABP が心拍出量はあまり増加させないのに比べて、IMPELLA® は直接的に血流をサポートすることで心拍出量を増加させることができるよ。

IMPELLA® のしくみ

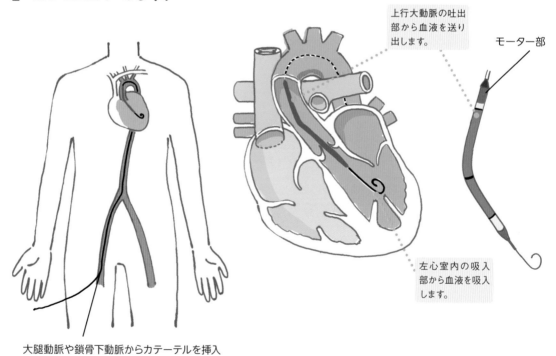

上行大動脈の吐出部から血液を送り出します。

モーター部

左心室内の吸入部から血液を吸入します。

大腿動脈や鎖骨下動脈からカテーテルを挿入

左心室内に血栓を認めたり、大動脈弁機械弁置換術後の患者さん、閉塞性肥大型心筋症や心室中隔欠損症の患者さんには、使用することができないよ。

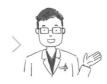

● 合併症と観察ポイント

【溶血】

◆血液がポンプを通過する際に、溶血を起こすことがあります。

◆溶血が重度で持続する場合には治療継続が困難となることもあります。

【出血】

◆挿入部からじわじわと出血することがあります。

出血量がどれくらいになっているかをチェック！

【感染】

◆カテーテルを挿入することになるため、長期間留置すれば感染症を起こすリスクも高まってしまいます。

局所的な感染徴候がないかチェック！

【下肢阻血】

◆大腿動脈へ挿入されるカニューレが太いため、その末梢の下肢阻血を生じる可能性があります。

● ケアのポイント

【抗凝固療法】

◆ほかの補助循環と同様に抗凝固療法を行う必要があります。

◆モニタリングし適切に効果を保ち続ける必要があります。

◆至適 ACT は 160〜180 秒とされています。

活性化全血凝固時間：抗凝固療法の効果をモニタリングする際に用いられます。

【カテーテルの位置】

◆カテーテルの位置が変わってしまうと、機器が正しく機能しなくなってしまいます。

◆位置感知用センサーがついており、位置が適切でなくなるとアラームがなります。

ケア時などにはカテーテルの位置が変わらないように十分に注意しましょう。

なぜ？ なに？ **ギモン解決！**

Q. IMPELLA® には種類が 2.5・CP・5.0 とあるけど、その違いは？

A. まずは 1 分間の最大補助流量に差があります。2.5 は 2.5L/ 分、CP は 3.7L/ 分、5.0 は 5L/ 分まで補助流量を出すことが可能です。ただし、ポンプの太さが 2.5 では 12Fr なのに対し、CP は 14Fr、5.0 は 21Fr と補助流量が大きくするためには太いポンプが必要になり、5.0 については外科的に挿入する必要があります。

（西川 慶）

6章 心臓カテーテルにはいろいろな治療がある！

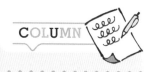

心臓カテーテル検査・治療に必要な麻酔・鎮静の知識

麻酔は「寝てるか？起きてるか？」だけではありません。

◆処置に応じて、必要な眠りの深さが変わります。

◆意識を取ることで痛みを感じなくすることもできますが、痛みを取ることと、意識を取ることは別のことです。

◆痛みにも種類があり、針を刺したときの痛みと術後の傷の痛みは別のもので、薬ごとに対応できる痛みとできない痛みがあります。

【鎮静薬】

デクスメデトミジン（プレセデックス®）…鎮静薬、鎮痛効果あり	
良い点	・眠気を誘うだけで意識を取る薬剤ではない。寝ているように見えて、会話が聞こえていることがある。 ・呼吸抑制を起こしにくいためカテーテルなどの処置では好んで使用される。 ・鈍い痛みを取ることができるが、強い痛みを取ることはできない。
悪い点	・作用発現が遅いため、最初に多めの量を入れないと効かないが、血圧が下がる。 ・一気に投与する（フラッシュ）と、逆に急激な血圧上昇を起こし、事故につながるため注意が必要。 ・単独では呼吸抑制を起こしにくいが、他の鎮静薬を併用すると、作用が増強し、副作用（呼吸抑制）が強く出ることがある。

プロポフォール（ディプリバン®）…鎮静薬、鎮痛効果なし	
良い点	・強力な鎮静薬、呼吸抑制も強い　すぐに切れるため持続投与が必要。 ・投与中止後の覚醒が早く、不快感が少なく、応答を取りやすいのが特徴。
悪い点	・投与時の血管痛が強い（リドカインの静注をしておくことで防げる）。 ・単独で呼吸を止めることができるため、酸素飽和度モニタが必須。 ・大豆、卵などのアレルギーがある人では使用禁忌。 ・プロポフォール投与症候群（propofol infusion syndrome: PRIS）：プロポフォールの長期、大量使用時に起こることがある致死的な合併症に注意。

ミダゾラム（ドルミカム®）、ジアゼパム（ホリゾン®）…ベンゾジアゼピン系の鎮静薬、鎮痛効果なし	
良い点	・単回投与で数時間の鎮静が可能で、ジアゼパムのほうが長く効く。 ・健忘作用があり、不快な記憶も消してくれるが、使用後の覚醒が悪いということでもある。
悪い点	・呼吸抑制、舌根沈下による気道閉塞が起こりやすいため、エアウェイの併用が必要なことがある。

チオペンタール（ラボナール®）…バルビツール系の鎮静薬、鎮痛効果なし	
特徴	・プロポフォール登場後使用されなくなってきている。 ・強い鎮静作用、単独で呼吸を止めることが可能。 ・単回使用ではすぐに覚醒するが、プロポフォールほどハッキリは覚醒しない。繰り返し使用することでさらに覚醒が悪くなる。 ・投与時の血管痛がある。

プロポフォール投与症候群は、小児で多いとされているけど、成人での報告もあるんだ。小児での集中治療における鎮静では禁忌！病院ごとに年齢制限、使用時の承諾書の有無などの対応が異なっているため、確認しよう。

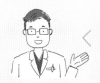

鎮痛薬には、麻薬系鎮痛薬と非ステロイド性抗炎症薬があるよ。

【麻薬系鎮痛薬】

◆非常に強い鎮痛作用があります。

◆軽い鎮静作用もありますが、悪心をともないます。

◆腸の蠕動を抑制するので、便秘になります。

◆呼吸抑制作用があります（呼吸の回数が減る）。

◆乱用によって依存性が生じます。

麻薬　フェンタニル、モルヒネ

良い点	・モルヒネには血管拡張作用があり、うっ血性心不全などでは好んで使われる。 ・天井効果*がないため、増量すればどんな痛みにも効く。
悪い点	・上記

麻薬拮抗性鎮痛薬　ブプレノルフィン（レペタン®）、ペンタゾシン（ペンタゾシン、ソセゴン®）…麻薬と同じ作用部位に効くが、麻薬処方箋がいらないため汎用

良い点	・非常に痛みが強い場合、追加投与しても一定以上の鎮痛作用で止まり、痛みが残ることがある（＊天井効果）。
悪い点	・麻薬と一緒に使うと、鎮痛作用が打ち消し合ってしまうため併用できない。 ・ペンタゾシンは心筋酸素消費量を増やすため、虚血性心疾患では禁忌。

【非ステロイド性抗炎症薬】

◆術後の鈍い痛みには効きますが、刺すような痛みには効きません。

NSAIDs　ロキソプロフェン（ロキソニン®）など

良い点	・種類が多く抗炎症効果、抗血小板作用（アスピリン）が強いものなどがある。
悪い点	・胃腸障害（粘膜の保護作用がなくなる）がある。 ・腎障害がある。

アセトアミノフェン（カロナール®、アセリオ®など）

良い点	・胃腸障害がない。 ・腎障害がない。
悪い点	・抗炎症作用がなく、鎮痛作用は NSAIDs に劣る。

（清水 淳）

6章

心臓カテーテルにはいろいろな治療がある！

第7章

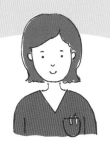

心臓カテーテルの
合併症を知ろう！

● 造影剤アレルギー

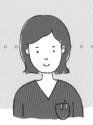

どんな合併症?

● 造影剤を使うことで起こるアレルギーです。

● 軽度から重度のアレルギー反応があり、特徴的な症状とそれに対する対応は必ず頭に入れておかなくてはいけません。

どんな症状?

● 咳、くしゃみ、発疹、吐き気などを訴えた場合は注意が必要です。

● より重篤な場合には、血圧低下、呼吸不全、心停止を起こし、ショック状態となる場合があります。

> アナフィラキシーショック

▌造影剤に対するからだの反応 (Ⅰ型アレルギー)

> 花粉症やアトピー性皮膚炎、気管支喘息、食物アレルギーなど、一般に「アレルギー」と言われるものはⅠ型に分類されます。Ⅰ型の場合、抗原が体に侵入して15〜30分ほどでアレルギー反応が起こるため「即時型」といわれます。

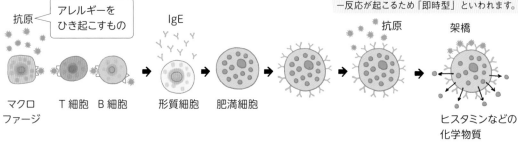

抗原　｜アレルギーをひき起こすもの｜　IgE　　　　　　　　　　　　　抗原　　架橋

マクロファージ　　Ｔ細胞　Ｂ細胞　　形質細胞　　肥満細胞　　　　　　　　　　　ヒスタミンなどの化学物質

● なぜ起きる?

◆ 造影剤が抗原として体内に入ると、マクロファージからＴ細胞・Ｂ細胞を介して形質細胞が抗体を産生します。

> アレルギーの原因物質

◆ 一度体内でたくさんの抗体が作られ、再び抗原(造影剤)が入ってくると抗体間の架橋化が起こり、ヒスタミンなどの化学物質が放出されます。

◆ これにより軽い場合はくしゃみや目のかゆみが出る程度でおさまりますが、重篤な場合は急激な血圧低下を起こしてしまいます。

● どう対応・予防する?

◆ 検査前にアレルギー情報を確認し、アレルギーが起こることが予想される場合には検査開始前にステロイドを使用します。

> ポララミン®

◆ 緊急カテーテルなど予期できないアレルギーの場合には、その場で抗ヒスタミン薬やステロイドを使用します。

> ソル・コーテフ®、ソル・メドロール®　など

◆ アナフィラキシーショック時には、エピネフリンを使用します。

> ボスミン®

(福永 寛)

迷走神経反射（ワゴトニー）

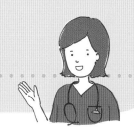

どんな合併症?

● カテーテルの最中や終了後に、極度の緊張や痛みから迷走神経が刺激されたときに起こる現象です。
● ワゴトニーともいいます。

どんな症状?

● 生あくび、冷や汗、悪心、嘔吐など、血圧低下や徐脈の症状になります。

● なぜ起きる?

◆ 極度の緊張や痛みの防御反応として、交感神経の興奮が低下し、迷走神経が刺激されます。続いて、脳幹にある血管運動中枢が刺激され、心拍数の低下や血管拡張による血圧低下などが起こります。

患者さんはカテーテルが何回目であっても不安や緊張でいっぱいになるもの。訴えをよく聞き、リラックスしてカテーテルを受けられる環境を整えましょう。

● どう対応・予防する?

◆ 病棟で起きた場合は下肢挙上して医師を呼びましょう。
◆ 嘔気を訴えた時は、吐物による窒息を防ぐため顔を横に向けましょう。
◆ 硫酸アトロピンが著効します。また補液も有効です。

▍迷走神経の走行

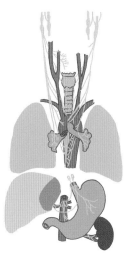

● 迷走神経は、脳神経のひとつで第10脳神経です。

● 副交感神経が主成分で、脳（延髄）から肺や心臓、一部の腸管などに広く分布しています。

▍迷走神経反射の症状と対応

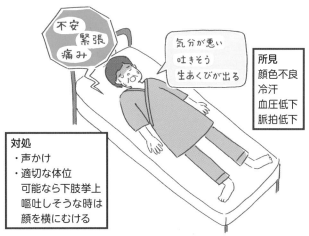

● 極度の緊張や痛みは血管運動中枢を刺激し、反射的に心拍数低下や血圧低下が起こります。

● 迷走神経は腸管にも分布しているため、消化器症状も出現します。

（間淵 圭）

● 周術期心筋梗塞

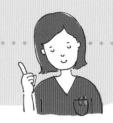

どんな合併症？

● カテーテル治療によって引き起こされる心筋梗塞のことです。

CK やトロポニン T

どんな症状？

● 胸部絞扼感や胸痛、嘔気など、心筋梗塞の症状が起きます。

● 血液検査では心筋逸脱酵素の経時的な上昇がみられます。

● なぜ起きる？

◆ 狭窄をバルーンで拡張した後や、ステントを留置した後に、細かいプラークのカスが末梢に流れていくことで血流の停滞が生じて起きます。　slow flow

◆ 血管の膜の一部が断裂することでも血流が悪くなることがあります。　冠動脈解離

◆ 側枝にプラークが移動して閉塞することでも起きます。

● どう対応・予防する？

◆ 冠血流を保つために血圧を維持することに努めます。

◆ Slow flow にはニコランジルやニトロプルシドの冠動脈内投与が有効なことがあります。

◆ 側枝が閉塞した場合にはバルーン拡張を追加します。

■ 不安定狭心症でカテーテル治療を行った 87 歳男性のカテーテル画像

90％ 狭窄

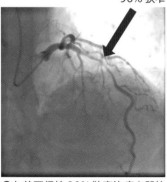

バルーン拡張

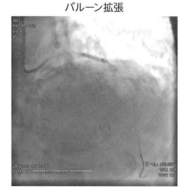

No Reflow 現象

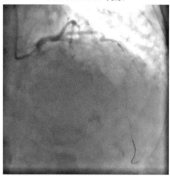

❶左前下行枝 90％ 狭窄治療を開始しました。

❷バルーンで病変を拡張しました。

❸拡張後、その末梢がまったく造影されなくなりました（No reflow 現象）。

心電図では胸部誘導の ST 上昇がみられました。ステント留置やニトロプルシド投与で血流は回復しましたが、CK は約 2,000IU/l まで上昇し、非 Q 波心筋梗塞となりました。

（間淵 圭）

● 心タンポナーデ

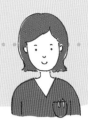

どんな合併症?

● 心臓と心膜の間に血液などの液体が貯留し、拡張不全を起こし血行動態が不安定になる現象です。

心膜腔

Beck の 3 徴

奇脈

Kussmaul 徴候

どんな症状?

● 血圧低下・静脈圧上昇・心音減弱がみられます。
● 吸気時に収縮期血圧が 10mmHg 以上低下します。
● 吸気時に頚静脈の怒張が強くなります。
● 血圧低下にともなう冷汗や意識レベルの低下がみられます。

● なぜ起きる?

◆ 冠動脈や心筋を損傷したときの出血で起きます。
◆ 心膜腔に液体が貯留すると、心膜腔内圧が上昇します。心室の拡張障害が起きると心室の充満量が減少し、心拍出量が低下します。

● どう対応・予防する?

◆ 心タンポナーデになった場合には心膜腔に針を刺す必要があります。
◆ ヘパリンや抗凝固薬を内服している場合には拮抗薬の投与（中和）が必要なことがあります。

心嚢穿刺：心膜腔に貯留した液体を排出（ドレナージ）することで、血行動態が改善します。

心タンポナーデの症状は病棟に帰室したあとにはっきりすることがあるので、注意しよう！

▌心嚢液の貯留

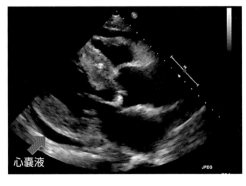

心嚢液

● PCI の場合は、ガイドワイヤーやバルーン、ロータブレーターなどで冠動脈を損傷した場合に起きます。

● カテーテルアブレーションでは、アブレーションカテーテルにより心筋を損傷した場合や焼灼の影響で生じることがあります。

● ペースメーカ植込み手術でもリード操作にともなって起きることがあります。

● 治療に限らず、検査でも心筋生検時に起きる可能性があります。

（間淵 圭）

● 不整脈

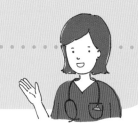

どんな合併症?

● カテーテル検査や治療中に生じる徐脈や頻脈のことです。
● いろいろな種類の不整脈が出現する可能性があり、一時的なものや永続的なものまであります。

どんな症状?

● 極端な徐脈や頻脈の場合、血圧が低下し嘔気・冷汗などが出現し失神することがあります。

● なぜ起きる?

◆ カテーテル先端の心房や心室への刺激で起きることがあります。
◆ 急性心筋梗塞で閉塞していた冠動脈の血流が回復した直後に心室細動などの致死性不整脈が起きやすいことが知られています。
◆ カテーテル検査や治療に使用する薬剤により不整脈が誘発されることもあります。

> 再灌流障害

● どう対応・予防する?

◆ バイタルの維持と安定化が重要です。
◆ カテーテル中は常に術者の手技を把握し、不整脈の発生を予測することが重要です。
◆ カテーテル中に不整脈が発生した場合、まずは意識レベルの確認やバイタルサインの変動を確認しましょう。必要に応じて気道確保や酸素投与を行います。

> 特に心室頻拍や心室細動はバイタルも不安定になりやすいので、注意しましょう。

■ 徐脈性不整脈への対応

| 意識レベルの確認、バイタルの確認 | → | 必要に応じて気道確保、酸素投与 | → | 薬剤の準備
・アトロピン
・ドパミン
・アドレナリン | → | 経皮ペーシングや一時的ペースメーカ挿入の準備 |

● 徐脈に対してはアトロピン、アドレナリン（またはドパミン）を投与し、効果的でない場合は一時的ペースメーカを挿入することになりますので、その準備をします。

■ 頻脈性不整脈への対応

アデノシン、リドカイン、アミオダロンなど

| 意識レベルの確認、バイタルの確認 | → | 必要に応じて気道確保、酸素投与 | → | 薬剤の準備
・抗不整脈薬
・鎮静薬 | → | 電気的除細動の準備 | → | 気管挿管の準備
IABP、PCPS挿入の準備 |

意識なし・呼吸なし・脈拍触知しない場合は、ただちに ACLS

● 頻脈の場合、バイタルサインが安定していればまずは抗不整脈薬の投与を行いますので、医師の指示に従い準備します。

● 電気的除細動を行う場合、意識がある時は鎮静薬を投与します。

（間淵 圭）

● 血　腫

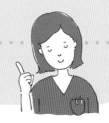

どんな合併症？

● 血腫とは、出血した結果、体内の一部に血液が腫瘤状にたまった状態のことを指します。

● カテーテルにより生じた血腫はアプローチ部からの出血により、皮下に血液がたまった皮下血腫であることがほとんどです。

どんな症状？

・・・・・・・・・・ 腫脹

● 血腫を生じた部分が腫れます。

● 重症な場合には、多量出血により出血性ショックに陥る場合もあります。

● なぜ起きる？

◆ 手技終了後、シースを抜去した後に止血が得られるまでの間の出血により生じることが多いです。

◆ 穿刺の際に生じたり、長いシースを挿入して手技を行った際にカテーテルの動きにともない、シースの脇から出血して生じることもあります。

● どう対応・予防する？

◆ 予防するためにはシース抜去後の十分な圧迫止血・安静保持が重要です。

◆ 生じた場合には止血が得られていれば経過観察になりますが、出血が続いていれば追加での処置が必要になることもあります。 ・・・・ 再度の圧迫、輸血、カテーテルによる止血や手術など

▌ 血腫が生じた際のケアのポイント

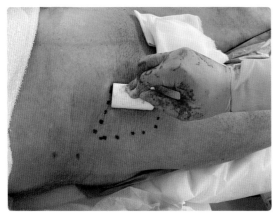

● 血腫が生じた場合には皮膚にマーキングを行い、拡大傾向がないかを経時的にチェックします。

● 拡大傾向があるときには出血が持続している可能性が高く、その場合にはがすぐに医師へ報告しましょう。

● 血腫の拡大傾向がないかどうかをチェックすることが重要です。

（西川　慶）

脳梗塞・神経障害

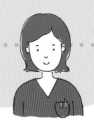

どんな合併症?

●カテーテル検査を行うことにより、心臓 _{おもに動脈内}
あるいは血管内に形成された塞栓子が
脳血管を閉塞させることで起こる合併症
です。 _{構音障害}

おもに動脈内

構音障害

どんな症状?

●小さな塞栓では、手足に力が入りにく _{筋力低下}
い、呂律_{（ろれつ）}が回りにくい、物が二重に見え
るなどの症状が出ます。 _{複視}
●大きな塞栓の場合は、痙攣_{（けいれん）}、意識障害
などが出現することがあります。

筋力低下

複視

■ 気泡・血栓による脳血管の閉塞

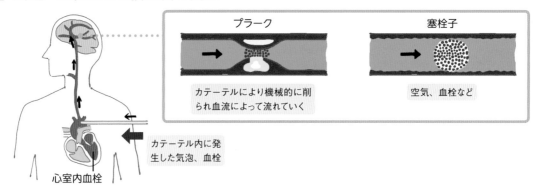

心室内血栓

カテーテル内に発
生した気泡、血栓

プラーク

カテーテルにより機械的に削
られ血流によって流れていく

塞栓子

空気、血栓など

● なぜ起きる?

◆操作中にカテーテル内に生じた気泡を十分除けなかった場合、十分量の抗凝固薬 ・・・・・・・・ ヘパリン
が血管内に届いていなかった場合、大動脈壁プラークがカテーテルにより機械的
に削られたことによって塞栓子となり脳血管を閉塞させた場合などに、起こります。

ごくまれに、ヘパリン投与により血栓が発生することも！
（ヘパリン起因性血小板減少症）

● どう対応・予防する?

◆あらかじめ心エコー、胸部 CT、頚動脈エコーなどを行い、心臓内に血栓がない
か、不安定な動脈硬化病変がないかを確認しておくことも大切です。
◆カテーテルなど機械の回路内の気泡はていねいに吸引し、体内に送り込まないよ
う十分注意することが必要となります。

（福永 寛）

● 腎機能障害

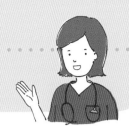

どんな合併症？

- ●造影剤を使用した後で腎機能が悪化することがあります。
- ●一般的には、造影剤投与後72時間以内に血清クレアチニン値が0.5mg/dLまたは25%以上増加した場合に、造影剤腎症と診断します。

どんな症状？

- ●痛みなどをともなわないため、気付くまでに時間がかかることがあります。
- ●検査後の尿量が少ない場合は、要注意です。
- ●呼吸苦が強くなれば、心不全を起こしている可能性もあります。

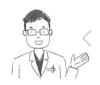

造影剤使用後は、必ずバイタルサインに加えて尿量をチェックしよう！

▌腎血流と尿の産生

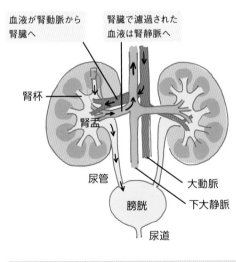

血液が腎動脈から腎臓へ

腎臓で濾過された血液は腎静脈へ

腎杯

腎盂

尿管

膀胱

尿道

大動脈

下大静脈

- ●腎臓では血液のなかから水分や老廃物がこしだされて原尿ができ、体に大切なものが再吸収され、残った不必要な水分と老廃物が尿となって尿管を通り、膀胱にたまります。
- ●造影剤によって急性腎障害が起こると、重篤な場合尿が産生されなくなります。
- ●尿は十分出ているか、尿量が急激に減っていないかを注意深く観察しましょう。

● なぜ起きる？

- ◆リスクファクターとしては、高齢、CKD、糖尿病、脱水、うっ血性心不全、低血圧、薬物があります。なかでもCKDは特に重要な因子といわれます。
- ◆検査前の血液検査で、腎機能を確認しておくことが大切です。

慢性腎臓病：
eGFR 60 mL/min/1.73 m^2 未満

NSAIDsやビグアナイド系糖尿病薬など

▍慢性腎臓病の分類

CKD ステージ	ステージ 1・2	ステージ 3	ステージ 4	ステージ 5
推算 GFR 値 (mL/min/1.73m^2)	90 以上 /89〜60	59〜30	29〜15	15 未満
腎臓の働き				
重症度	正常 / 軽度低下	中等度低下	高度低下	末期腎不全
症 状	・自覚症状がほぼない ・タンパク尿が出る ・血尿が出る	・夜間に何度もトイレに行く ・血圧上昇 ・貧血になる	・疲れやすくなる ・むくみが出る	・食欲が低下する ・吐き気がする ・息苦しくなる ・尿量が少なくなる
治 療	生活改善			
		食事・薬物療法		
			透析・移植の検討	透析・移植の準備

▍造影剤腎症の危険因子と予防のための対応

危険因子	・血清クレアチニン値の上昇、特に二次性の糖尿病性腎症の合併 ・脱水状態 ・うっ血性心不全 ・高齢者（70 歳以上） ・腎毒性のある薬剤の服用（非ステロイド性抗炎症薬、ビグアナイド系の経口糖尿病薬など）
予防のための 対応	・十分な水分補給がされているか確認する。状態に応じて造影剤投与前から補液を行う。 ・造影剤の使用量を必要最小限にする。 ・腎毒性のある薬剤は一時的に休薬しておく。 ・造影剤使用投与を必要としない別の画像撮影法を考慮する。

● どう対応・予防する？

◆造影剤腎症の予防には、検査前後で生理食塩水の経静脈投与を行うことが推奨されています。確実な投与は術前の点滴です。 ……… 制限がなければ検査前に飲水を促しましょう。

◆予防効果が確立された薬物などはありません。

◆検査後に尿量が急激に低下した場合には、体液量や電解質の補正を目的として急性血液浄化療法を行うこともあります。 …… 透析

（福永 寛）

● 索 引

心臓カテーテル看護、ちゃんと教えます。
―新人にわかる言葉・イラスト・写真で解説！

2021年2月15日発行　第1版第1刷

編　集	池亀俊美・七里 守
発行者	長谷川 素美
発行所	株式会社メディカ出版
	〒532-8588
	大阪市淀川区宮原3-4-30
	ニッセイ新大阪ビル16F
	https://www.medica.co.jp/
編集担当	鈴木陽子
装　幀	株式会社アンシークデザイン
本文イラスト	引野晶代
組　版	株式会社明昌堂
印刷・製本	株式会社シナノ パブリッシング プレス

ISBN978-4-8404-7512-9　　　　　　　　　　　　　　　Printed and bound in Japan

当社出版物に関する各種お問い合わせ先（受付時間：平日9：00～17：00）
●編集内容については、編集局 06-6398-5048
●ご注文・不良品（乱丁・落丁）については、お客様センター 0120-276-591
●付属のCD-ROM、DVD、ダウンロードの動作不具合などについては、デジタル助っ人サービス 0120-276-592